Dr Maurice JOSSAND

DE L'UNIVERSITÉ DE PARIS

—o o—

CONTRIBUTION A L'ÉTUDE

DU

GROS REIN POLYKYSTIQUE

DE L'ADULTE

PARIS

Jules ROUSSET

36, RUE SERPENTE

—

1902

Dᵣ Maurice JOSSAND

DE L'UNIVERSITÉ DE PARIS

CONTRIBUTION A L'ÉTUDE

DU

GROS REIN POLYKYSTIQUE

DE L'ADULTE

PARIS

Jules ROUSSET

36, RUE SERPENTE

1902

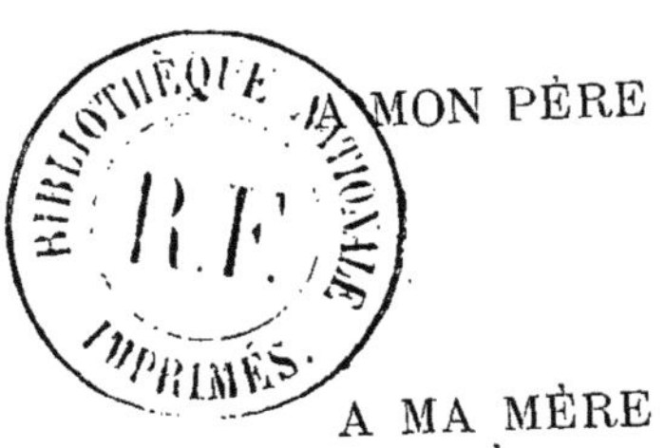

A MON PÈRE

A MA MÈRE

A MES SŒURS

A MES FRÈRE ET BEAU-FRÈRE

A MES AMIS

A MES MAITRES DANS LES HOPITAUX

A MON PRÉSIDENT DE THÈSE

MONSIEUR LE PROFESSEUR HUTINEL

Membre de l'Académie de Médecine,
Médecin de l'hospice des Enfants-Assistés
Chevalier de la Légion d'honneur.

INTRODUCTION

Sur le conseil de M. le docteur Ménétrier, médecin
de l'hôpital Tenon, nous avons pris pour sujet de notre
thèse l'étude du gros rein polykystique de l'adulte, dont
nous avons eu l'occasion d'examiner un cas dans son
service au mois de novembre 1901. Le cas dont il
s'agit fut diagnostiqué dès l'entrée de la malade à
l'hôpital et fut, dans la suite, très complètement étudié au point de vue clinique et au point de vue anatomique.

Nous avons pensé qu'il serait intéressant, de rapporter avec tous sés détails, cette observation de maladie kystique, et, en même temps, de nous servir des
observations déjà publiées de cette affection pour tenter d'en faire un travail d'ensemble.

En effet, bien que le nombre des observations parues
sur ce sujet soit considérable, il n'existe de la maladie
qui nous occupe, aucune monographie française complète depuis la thèse de Lejars (1888).

Cet auteur a tracé du rein polykystique un tableau

devenu classique, mais auquel manque une étude des symptômes médicaux de l'affection, ainsi que des résultats fournis par la ponction exploratrice, toutes choses qui, bien étudiées dans quelques observations parues depuis sa thèse — et spécialement dans celle que nous rapporterons tout au long — complètent et modifient très sensiblement le tableau clinique de la maladie tel qu'il l'avait conçu.

D'autre part, au point de vue histologique, l'opinion de Malassez, qui considère la maladie comme un épithélioma, et qui est acceptée d'une façon courante par la plupart des classiques, est en contradiction avec les faits récemment publiés et complètement étudiés, tant chez l'adulte que chez le fœtus.

Nous avons tenté de réunir ces données à la fois cliniques et pathogéniques en un travail d'ensemble basé, moins sur les travaux classiques que sur les observations récentes, qui nous ont donné des renseignements beaucoup plus complets et plus précis.

Avant de commencer notre travail, nous tenons à remercier ici les maîtres qui nous ont aidé de leurs conseils et instruit de leur enseignement. Nous remercions tout particulièrement MM. Campenon, Moutard-Martin, Doléris, dont nous avons, au moment de notre stage hospitalier, fréquenté les services avec assiduité.

M. Ménétrier a bien voulu nous inspirer le sujet de notre thèse et nous permettre d'utiliser les recherches personnelles qu'il a faites sur la question. Nous ne saurions manquer de lui en témoigner toute notre reconnaissance.

M. Aubertin, interne à l'hôpital Bretonneau, qui nous a largement aidé de ses conseils pour l'édification de cette thèse, a droit à toute notre gratitude.

Que M. le professeur Hutinel veuille bien agréer l'expression de notre reconnaissance pour le grand honneur qu'il nous fait en acceptant la présidence de notre thèse.

CHAPITRE PREMIER

Historique.

Contrairement à un grand nombre d'affections qui ont été connues d'abord au point de vue clinique, puis au point de vue anatomique et pathogénique, le rein polykystique a d'abord été étudié au point de vue anatomique et ce n'est que récemment qu'on a pu essayer. d'esquisser son histoire clinique. L'historique de la maladie doit donc être divisé en trois périodes distinctes mais enchaînées les unes aux autres : période anatomique, période histologique et pathogénique, et, en dernier lieu, période clinique, celle-ci relativement récente et moins bien connue.

On fait ordinairement partir la première période de Rayer (dont le *Traité des maladies du rein*, publié en 1841, contient une bonne description macroscopique de la maladie), mais on pourrait la faire remonter beaucoup plus haut, puisque Willis et Morgagni en rapportent des cas très nets, puisque en 1790, Othmar Heer rapporte un exemple de rein kystique congénital, puisque enfin Fabrice de Hilden en cite une observation manifeste concernant une dégénérescence des deux reins transformés en kystes séreux, chez une femme de 80 ans.

Cette première période, qui s'étend jusqu'à ces dernières années, est une période purement anatomique, et, à lire les observations publiées avant les travaux de Virchow, de Malassez, de Gombault et Hommey, il semble que le rein polykystique soit nécessairement et seulement une trouvaille d'autopsie, et son histoire clinique semble absolument impossible à établir d'après les auteurs. D'autre part, la pathogénie n'a pas été abordée, ou du moins d'une manière si confuse que cette maladie pourtant si spéciale semble à cette période confondue avec toutes les autres affections kystiques du rein.

La période histologique et pathogénique de l'histoire du rein polykystique est plus récente puisqu'elle date de Virchow qui, déjà dans son *Traité des tumeurs* paru en 1864, aborde la question de la dégénérescence kystique congénitale. Beckmann (1856), Erichsen (1864), Hertz (1865), Klein (1866), Albers (1856), étudient la question en Allemagne au point de vue histologique. En France, Laveran, Malassez, Gombault et Hommey en étudient la pathogénie. Ainsi se forment les trois théories pathogéniques qui partagent les auteurs jusqu'à ces derniers temps et qui sont encore les seules rapportées dans nos traités classiques (articles de Chauffard et de Brault). Ce sont :

1° La théorie de la rétrodilatation par obstacle aux voies d'excrétion.

2⁰ La théorie de la formation des kystes par sclérose.

3ᵉ La théorie néoplasique, qui fait du rein polykystique un cysto·épithéliome.

Cette dernière théorie, défendue par Malassez, semble adoptée par la plupart des auteurs et notamment par ceux qui n'ont pas étudié histologiquement la question d'après des observations personnelles. Nous reverrons, en étudiant la pathogénie de cette curieuse affection, qu'aucune de ces théories ne peut être soutenue, surtout depuis qu'on a trouvé dans le foie et même dans d'autres organes glandulaires (pancréas), des kystes analogues à ceux du rein, soit visibles à l'œil nu — les cas en sont assez rares — soit décelables par l'examen histologique, comme dans notre observation et bien d'autres : ces derniers cas seraient du reste beaucoup plus nombreux, si des examens complets avaient été pratiqués.

Quant à l'histoire clinique du rein polykystique, elle semble singulièrement en retard sur son histoire anatomique et même sur son histoire pathogénique. Lejars est le premier auteur qui ait tenté de l'esquisser d'après deux observations inédites et d'après celles qu'il a pu recueillir dans la littérature. Depuis ce travail, on peut trouver dans les observations publiées — et qui sont surtout étudiées au point de vue anatomique, — des renseignements cliniques plus ou moins complets. Les travaux d'ensemble sont peu nombreux et souvent très incomplets au point de vue symptomatologique. Il faut citer cependant le très important travail de Luzzatto

(Venise, 1900) dans lequel l'auteur a relevé plus de 220 observations et a tracé de l'affection un tableau clinique assez complet.

Enfin, dans ces dernières annnées, sans compter les cas non diagnostiqués, où pourtant l'histoire clinique était en partie notée, on a publié une dizaine d'observations où le diagnostic a été fait pendant la vie avec plus ou moins de certitude : dans quelques-unes même, cette certitude a été complète, grâce à une ponction exploratrice qui a ramené un liquide caractéristique, ou même plusieurs liquides différents comme dans le cas que nous rapportons, le plus complet qui ait été publié jusqu'à ce jour et qui a été présenté par MM. Ménétrier et Aubertin à la Société médicale des hôpitaux (avril 1902).

En somme, l'historique du rein polykystique se résume ainsi : une histoire anatomique déjà ancienne et bien fixée par les classiques, notamment par Rayer ; une histoire pathogénique plus récente et qui est restée très obscure jusqu'au jour où l'on découvrit dans le foie des kystes semblables, qui permirent de faire de cette affection une véritable maladie kystique congénitale ; enfin, une histoire clinique plus récente encore qui ne peut s'appuyer que sur un assez petit nombre de faits, mais qui permet cependant, étant donnée la concordance de ces observations toutes calquées sur le même modèle, de créer un tableau clinique répondant au rein polykystique de l'adulte.

CHAPITRE II

Etiologie

Définition. — Il ne saurait y avoir actuellement aucune confusion sur la définition de la maladie qui nous occupe : affection bilatérale des reins, les transformant en masses constituées presque exclusivement par des kystes séreux ou séro-sanguinolents, et s'accompagnant souvent de modifications analogues du côté du foie.

Cette définition élimine donc :

1° Les kystes hydatiques, très rares (1).

2° Les kystes dermoïdes (un seul cas, de Paget) (2).

3° Les kystes de la capsule du rein (3).

4° Les kystes hématiques (4).

5° Les kystes séreux, qui font partie de l'histoire anatomique de la néphrite interstitielle. Généralement, ils sont petits et isolés ; quelquefois, ils peuvent être as-

(1) V. Houzel, Revue de chirurgie, 1898.
(2) Surgical pathology, II, p. 84.
(3) V. Travail d'Hoffmann, Kœnigsberg, thèse, 1895.
(4) Léopold, Arch. f. gynak., 1882, Bd. 19.

— 14 —

sez nombreux et assez volumineux et siéger dans les
deux reins, mais il est néanmoins impossible de les con-
fondre avec la dégénérescence kystique dont l'aspect
est absolument caractéristique. Toutefois, la ressem-
blance de ces kystes de néphrite avec le rein polykystique est quelquefois assez grande pour que certains auteurs aient voulu rattacher cette dernière affection à
une néphrite interstitielle très avancée.

6° Les kystes contenus dans les néoplasmes du rein :
fibrome (Gaillard) ; sarcome (Boinet et Adler) ; cysto-
adénome (Willet, Edmunds) ; carcinome (Dowse,
Willet).

C'est donc une affection bien limitée et bien définie ;
et c'est en nous servant uniquement des observations
qui répondent strictement à la définition que nous en
avons donnée que nous étudierons l'étiologie, l'anatomie pathologique et la symptomatologie de cette
maladie.

Age. — Etant donné le petit nombre d'observations
cliniques complètes ou suivies pendant quelque temps,
c'est en se basant, non pas sur l'époque du début de la
maladie, mais quelquefois sur la période du début des
accidents et presque toujours sur le moment de la terminaison fatale qu'on peut rechercher l'âge moyen
relaté dans les observations de rein polykystique. La
maladie étant, en effet, comme nous le verrons en étudiant sa pathogénie, probablement congénitale, et
évoluant pendant longtemps d'une façon absolument
latente, c'est l'âge auquel elle tue qu'on peut établir,

d'après les statistiques, et non pas l'âge auquel elle survient.

Néanmoins, le tableau suivant présente un certain intérêt, car on peut voir que cette affection, qui semble supprimer presque complètement le parenchyme rénal, est compatible avec une vie assez longue, puisque le maximum de décès a lieu de 40 à 50 ans, et que les cas ne sont pas rares qui ont permis la vie jusqu'à près de 80 ans. Notons de plus qu'un certain nombre de ces malades ne sont pas morts de leur rein polykystique, mais d'une affection intercurrente :

De 10 à 20 ans :	2 cas
20 à 30	13
30 à 40	26
40 à 50	69
50 à 60	47
60 à 70	17
70 à 80	11
80 à 90	2

C'est donc de 40 à 60 ans que l'on rencontre le plus souvent l'affection polykystique du rein.

Sexe. — La statistique de Lejars, qui porte sur 63 cas, donne 36 hommes pour 28 femmes. La statistique plus récente de Luzzatto (1900), qui porte sur 215 cas, donne 127 hommes pour 98 femmes. Ces proportions sont donc sensiblement analogues.

Il est assez difficile d'expliquer cette prédominance, d'ailleurs peu considérable, de l'affection sur le sexe masculin. Certains auteurs font jouer un rôle à la plus grande fréquence de la néphrite interstitielle chez l'homme. Pour notre part, nous considérons cette raison comme d'autant moins valable que, généralement, il n'y a pas de néphrite interstitielle dans le rein polykystique.

Un fait plus intéressant, et mis d'abord en lumière par Forbes et Ritchie (1) est la prédominance du sexe féminin dans les cas de rein polykystique coexistant avec une dégénérescence kystique du foie.

On trouve ici 17 hommes contre 25 femmes, c'est-à-dire 40 contre 60 0/0. Il est difficile encore de trouver la cause de cette différence, car la périhépatite causée par la grossesse et l'abus du corset (?), invoquée par certains auteurs, ne nous semble nullement avoir de rapport direct avec le développement de kystes dans l'appareil biliaire.

Causes prédisposantes. — La race ne semble pas avoir une importance quelconque. Le plus grand nombre de cas a été publié en France ; puis vient l'Angleterre et ensuite l'Allemagne. Il est bien difficile de tirer de là des conclusions générales, d'autant plus que le nombre des cas publiés ne correspond pas aux cas observés.

Mais il est intéressant, aussi bien au point de vue clinique qu'au point de vue pathogénique, de voir chez quels sujets on rencontre de préférence la dégénérescence kystique des reins ; il est important notamment

(1) St-Bartholomew's Hospital Reports, 1897.

de rechercher la fréquence de l'*athérome* chez les malades qui en sont porteurs ; la présence de cette altération, si elle était souvent constatée, pourrait être en effet un argument en faveur de la théorie inflammatoire.

Or, il se trouve que cette fréquence est assez peu considérable. Sur plus de 150 observations, dans 24 cas seulement, l'athérome est noté d'une façon explicite, et véritablement, ce n'est pas là un chiffre bien élevé, si l'on pense à la grande fréquence de cette altération. Un fait intéressant, et qui peut sembler en rapport avec l'athérome, est le chiffre assez élevé des cas de mort par *hémorrhagie cérébrale* chez des sujets atteints de rein polykystique. Mais, s'il est vrai qu'on peut interpréter ces faits comme dus à l'artério-sclérose, ne peut-on de même, avec autant de vraisemblance, les considérer comme dus à l'hypertension artérielle qui, comme nous le verrons dans la suite, est une conséquence fatale de la dégénérescence kystique et qui n'a jamais manqué dans tous les cas où on a pensé à la rechercher ?

D'autres causes d'artério-sclérose ont été signalées dans plusieurs observations : l'alcoolisme (Schachmann, Aubry), le saturnisme (Schachmann), le paludisme (Komorowsky, Senator, Strübing).

Dans quelques rares cas, on a noté des maladies infectieuses dans les antécédents : la fièvre typhoïde (Brigidi et Severi) et en particulier la scarlatine (Foulès, Scott Orr), dont l'action sur le rein est bien connue et dont la présence, si elle était plus souvent notée, pourrait être encore un argument en faveur de la théorie inflammatoire.

Comme on le voit, on ne trouve, dans les circonstances étiologiques, aucun fait particulier permettant de rapporter la lésion qui nous occupe à un tempérament, à une tare quelconques.

Mais, pour nous, qui admettons l'origine congénitale du rein polykystique, il est intéressant de signaler un cas d'hérédité directe de cette affection, le seul d'ailleurs publié jusqu'à ce jour ; c'est le fait de Höhne qui a trait à une femme atteinte de rein polykystique congénital, dont la fille présentait une dégénérescence kystique d'un rein coexistant avec un double kyste de l'ovaire.

Il faut signaler aussi que le rein polykystique *congénital* est souvent une maladie *familiale* : une même femme peut mettre successivement au monde plusieurs enfants atteints de cette affection (Virchow, Bruckner, Schupmann, Froriep et Scheibel) ou deux jumeaux atteints tous les deux (Carbonnel). Bien que se rapportant à la forme congénitale de l'affection, ces faits ont, nous le verrons, une certaine importance pour expliquer la pathogénie du rein polykystique de l'adulte.

CHAPITRE III

Anatomie Pathologique

Les caractères macroscopiques du rein polykystique ont été bien décrits par Rayer, et, depuis cet auteur, peu de modifications ont été apportées à la description qu'il a donnée de cette affection.

Tout d'abord, un caractère très important est la bilatéralité des lésions, bilatéralité dont la fréquence est telle que Lejars y trouve une analogie avec les maladies kystiques du testicule et du sein. — Nous verrons que cette analogie n'est qu'apparente, et que l'étude histologique des lésions montre que ces affections, d'ordre néoplasique, en sont complètement différentes. — Cette règle comporte cependant des exceptions, et des exceptions assez nombreuses, puisque sur 226 observations recueillies par Luzzato, dans 41 cas, l'affection était unilatérale, ce qui donne pour les faits d'unilatéralité, la proportion assez élevée de 17 0/0.

Toutefois, l'étude attentive de ces observations de rein kystique unilatéral nous montre qu'un grand

nombre de ces cas rentre dans l'histoire de la dégénérescence bilatérale.

En effet, ce sont des observations qui, pour la plupart,
manquent d'examen histologique, et dans lesquelles
l'aspect normal du parenchyme rénal n'est peut-être
qu'une apparence. Nous voyons en effet que, dans l'observation rapportée par MM. Ménétrier et Aubertin, l'un
des reins conservait une partie de son parenchyme,
dont l'aspect était presque normal, et dans lequel
on ne pouvait distinguer, à l'œil nu, aucune formation
kystique. — L'examen histologique de cette région
était particulièrement intéressant, car, si le parenchyme
était sain, c'était à ses limites qu'on pouvait espérer
trouver la lésion primitive, ébauchée, des formations
kystiques. — Or, cet examen histologique a montré à ces
auteurs que cette région, d'apparence saine, était uniquement formée de kystes microscopiques, que son
aspect était presque identique à celui des autres régions,
et qu'en somme sa valeur fonctionnelle était aussi nulle
que celle de la région transformée en grands kystes.

Il ne faut donc pas se baser sur l'apparence extérieure
pour affirmer l'unilatéralité du rein polykystique. En
réalité, nous croyons qu'un grand nombre des cas
publiés comme unilatéraux concernent, soit des cas qui
ne sont unilatéraux qu'en apparence, soit des cas de
kystes appartenant à l'histoire de la néphrite interstitielle. Nous ne parlons pas des kystes hydatiques et
autres formations kystiques qui ont un aspect tout différent.

La dégénérescence kystique est donc bilatérale. Mais,
il est rare qu'elle ne prédomine pas notablement d'un

côté : le processus semble, en général, beaucoup plus accentué dans un rein, les kystes y sont plus volumineux sinon plus nombreux, le parenchyme sain y a disparu d'une façon plus complète. C'est généralement le rein gauche qui présente la dégénérescence kystique la plus marquée (24 cas contre 18 où la dégénérescence prédominait du côté droit).

Dans l'observation que nous rapportons, c'est également le rein gauche qui est le plus atteint, puisque son poids atteint 1250 grammes, tandis que le droit ne pèse que 1100 grammes.

Le rein est transformé en une véritable grappe de kystes de volumes très différents, allant depuis la petite dilatation à peine visible à l'œil nu, jusqu'au kyste gros comme le poing. Ces kystes venant faire saillie à la surface du rein, soulèvent sa capsule et donnent à la tumeur sa forme bosselée caractéristique. Les kystes sont tous arrondis ; toutefois, par pression réciproque, ils peuvent prendre l'aspect polyédrique. Leur contenu est très variable, et cela dans le *même* rein : jaune brunâtre ou jaune clair, café, bière forte, chocolat, selon qu'ils contiennent une plus ou moins grande quantité de sang. Quelquefois, le contenu est pâteux, grisâtre, semblable à du mastic. Mais, en général, la plus grande partie des kystes contient un liquide clair, séreux, limpide, citrin, qui a souvent l'aspect et même quelquefois l'odeur de l'urine. On a noté, dans certains kystes, de véritables calculs, constitués par de l'acide urique et de l'oxalate de chaux.

L'examen microscopique donne des résultats très

variables, selon que le liquide est clair ou hématique.
Dans le premier cas, les éléments figurés y sont très
peu nombreux, et il faut avoir recours à la centrifuga-
tion pour les rechercher. On y trouve des détritus
amorphes, des cristaux phosphatiques, des leucocytes
en très petit nombre, enfin un élément qui a une grande
importance au point de vue du diagnostic : des cellules
épithéliales. En général, il est rare qu'on y retrouve
des cellules cylindriques analogues à celles des tubes
contournés. La présence de tels éléments est admise
par la plupart des classiques, mais d'une façon purement théorique. En effet, on ne la trouve notée dans
aucune observation, et l'étude histologique montre qu'elle
est impossible, puisque la paroi des kystes est tapissée
d'un épithélium cubique ou aplati, ne ressemblant nullement à l'épithélium rénal. Les cellules épithéliales
qu'on peut y rencontrer sont donc des éléments cubiques
ou plats, et encore, leur présence a-t-elle été très rarement constatée. Elles faisaient défaut dans le cas que
nous rapportons.

Dans le liquide des kystes à contenu brunâtre, on
trouve les mêmes éléments mélangés à une quantité
variable de globules rouges plus ou moins déformés et de
leucocytes.

Notons enfin la présence de cylindres hyalins et granuleux (d'ailleurs très rare) et celle d'éléments d'aspect
tout à fait particulier, que certains auteurs considèrent
comme caractéristiques :

Ce sont des corpuscules sphériques ou elliptiques,
qui présentent une striation à la fois concentrique et

rayonnée ; leur consistance est homogène et hyaline. Ils ne sont modifiés, ni par les acides, ni par l'alcool, ni par l'éther ; mais, traités par les alcalis, ils se tuméfient, se gonflent et deviennent tout à fait transparents, de sorte qu'ils semblent constitués par une substance analogue à l'albumine. Vis-à-vis des substances colorantes, ils se comportent comme les cylindres hyalins, prennent une coloration diffuse par le carmin et une teinte jaune orange par la méthode de van Gieson. Chotinsky les considère comme formés par un amas d'hématies altérées.

Pour Luzzatto, ils se forment comme les cylindres colloïdes et hyalins. Ces éléments ont été rencontrés dans neuf cas sur 25.

Enfin, sur 25 cas examinés, on a trouvé six fois des cristaux d'acide urique, sept fois des cristaux d'oxalate de chaux, douze fois des tablettes de cholestérine, trois fois des cristaux de cystine et deux fois des cristaux de leucine.

L'examen chimique montre que les kystes contiennent la plupart des éléments normaux de l'urine, plus de l'albumine en quantité assez notable.

Sur 25 cas, l'albumine est notée 17 fois. L'urée est présente 12 fois sur 16 cas où elle a été recherchée. On note enfin avec une certaine fréquence des chlorures, des sulfates et des phosphates. La proportion moyenne des phosphates est de 4,6 0/0 ; celle des chlorures de 10,6 0/0 ; celle de l'urée est notablement moindre que dans l'urine normale, car sa moyenne est de 5 à 6 0/0. L'acide urique est également en proportion très faible.

Enfin, l'albumine ne dépasse jamais 10 0/0. et, généralement, oscille aux environs de 3 0/0. Nous donnerons
une idée plus exacte de la composition chimique ordinaire du liquide kystique en reproduisant l'analyse sui-
vante, portant sur les liquides de trois kystes, retirés
sur le vivant, en une seule fois, par la même ponction
(Ménétrier et Aubertin) :

Couleur...............	Brun foncé	Brun foncé	Jaune verdâtre
Volume..............	52 c. m. c.	16 c. m. c.	13 c. m. c.
Densité.............	1025	1030	1023
Réaction...........	Neutre	Neutre	Faibl. acide
Point cryoscopique .	58	60	54
Sucre..............	Néant	Néant	Néant
Albumine..........	3 gr. 92	3 gr. 90	0 gr. 88
Urée..............	3 gr. 20	2 gr. 50	3 gr. 60
Acide urique........	Présence	Présence	Présence
Chlorures	3.498	4.664	5.837 p. litre
Phosphates........	1.20	1.23	1.115
Sang..............	Présence	Présence	Traces

Exceptionnellement, on a noté la présence de pepto-
nes et de propeptones (Westphalen) et d'acide succini-
que (Folwarczny).

Enfin, on a trouvé des calculs qui siégeaient généralement dans les kystes (Lejars, Ewald, Mackenzie), mais
quelquefois aussi dans le bassinet (Lorey, Luzzatto) ou à
l'embouchure de l'uretère (Vitrac).

Nous nous sommes étendu assez longuement sur
l'étude du contenu des kystes, parce que cette étude
est relativement récente et à peine indiquée dans les
classiques, tandis que la description macroscopique

est connue et fixée depuis longtemps. En outre, nous avons cru devoir insister sur ce point, parce que la connaissance des caractères de ce contenu peut avoir une grande importance au point de-vue clinique, puisque une ponction pratiquée dans une tumeur rénale bilatérale, ramenant un liquide analogue, peut permettre d'affirmer le diagnostic d'une façon certaine.

La forme de la tumeur ne rappelle que très imparfaitement celle du rein normal. Toutefois, elle est en général allongée, plus haute que large, souvent ovalaire. Mais elle peut être assez irrégulière, selon qu'un gros kyste se développe en haut ou en bas, en avant ou en arrière. En général, c'est en avant que les kystes sont le plus nombreux et le plus volumineux. Il est évident que les kystes doivent prédominer dans la région corticale, mais on a rarement l'occasion de constater la lésion au début, et presque toutes les autopsies ont été faites alors que le rein était presque complètement transformé : toutefois, si l'on rencontre un peu de parenchyme solide dans la tumeur, c'est toujours près du bassinet, c'est-à-dire dans la substance médullaire. Il en était ainsi dans le cas que nous rapportons.

Nous avons dit que les kystes peuvent atteindre le volume d'un œuf de poule et même plus : ces gros kystes semblent souvent en partie cloisonnés, ce qui montre bien qu'ils sont formés par la confluence de plus petits kystes. Il est presque inutile d'ajouter que le nombre des kystes est en raison inverse de leur volume.

Ainsi constituée, la tumeur se développe en avant

sans quitter généralement la loge rénale. Elle reste tapissée par le feuillet postérieur du péritoine, repousse en avant le colon auquel elle adhère très rarement. En arrière, elle peut adhérer à l'aponévrose lombaire. Vers le haut, elle repousse quelquefois le foie. Dans un cas de Hare (1), elle s'était insinuée derrière le pancréas qui se trouvait ainsi la croiser sur sa face antérieure, et elle avait repoussé le diaphragme en s'en coiffant comme d'un dôme. En dedans, les deux masses se rapprochent de plus en plus l'une de l'autre, devant les corps vertébraux, et arrivent presque à se toucher. En bas, elles descendent jusque dans la fosse iliaque.

En général, la tumeur reste fixée dans la région rénale, mais on a vu des reins polykystiques glisser en quelque sorte par leur propre poids et descendre dans la fosse iliaque et vers le petit bassin. Ces cas de reins mobiles polykystiques sont assez fréquents, surtout du côté droit (Dandois, Fares, Campbell, Tuffier). Dans un cas de Clarke (2) la tumeur faisait, dans la région épigastrique, une saillie que plusieurs médecins prirent pour un cancer de l'estomac.

Quelquefois, l'atmosphère adipeuse périrénale s'épaissit et devient plus dense, entourant le rein d'une masse fibreuse résistante, véritable périnéphrite fibro-lipomateuse comme celle qu'on trouve si souvent dans les inflammations chroniques du rein. — Ainsi s'explique la possibilité de phlegmons périnéphrétiques, — com-

(1) Transact. of the path. soc., 1881.
(2) Glasgow, med. Journ.; 1889.

plication d'ailleurs rare — quand cette atmosphère adipeuse vient à suppurer.

La capsule surrénale reste en place, au pôle supérieur de la tumeur :

Bassinet et papilles. — La tumeur doit être coupée comme un rein normal, dans son grand axe, par une incision qui va de son bord externe à son bord interne. Cette incision est celle qui permet de voir le plus grand nombre de kystes tout en les vidant de leur contenu. C'est aussi celle qui a le plus de chances de montrer un peu de parenchyme conservé, s'il en reste, et de faire constater que ce parenchyme est, soit normal, soit sclérosé. Enfin, elle permet d'examiner les voies d'excrétion du rein et particulièrement les calices et les papilles.

L'état de ces voies d'excrétion du rein, pourtant très important, ne semble pas avoir été noté dans la plupart des observations ; on se contente de dire que les voies d'excrétion sont libres, qu'il n'y a pas d'hydronéphrose, mais l'étude du système papillaire n'est pas abordée. Ménétrier et Aubertin, étudiant les voies d'excrétion du cas que nous rapportons plus loin, ont constaté que les papilles étaient considérablement lésées, soit détruites, soit atrophiées ; nous rapportons textuellement leur description :

« *Rein gauche.* — Au centre de la masse, le bassinet dilaté, communiquant librement avec l'uretère, forme une poche à parois minces, assez semblable aux autres cavités, mais plus irrégulière et où il est difficile de reconnaître les dispositions normales des calices et des papilles. On arrive cependant à retrouver les vestiges de six papilles et l'on constate qu'à ce niveau, la substance pyramidale; complètement transformée, *n'est plus représentée que par une mince membrane séparant la cavité du bassinet de celle d'un kyste.* Ce rein ne renferme donc plus d'organe sécréteur et tout au plus peut-il y avoir transsudation du liquide des kystes dans la cavité du bassinet au travers de la membrane amincie qui remplace les papilles.

« Dans le *rein droit*... on constate qu'au fond de quatre calices, il existe encore des papilles relativement saines et qui correspondent à des pyramides de Malpighi où le tissu rénal solide prédomine, mêlé seulement de petits kystes miliaires ou lenticulaires. »

En somme, l'altération des papilles est corrélative de la dégénérescence kystique de la portion sécrétante du rein, mais elle est secondaire à cette dernière et n'a qu'une importance beaucoup moindre.

Uretère. — On peut poser en principe que, dans le rein polykystique, l'uretère est perméable. Souvent, il est un peu dilaté ainsi que le bassinet lui-même, mais sans qu'on puisse prononcer le mot d'hydronéphrose.

Les cas dans lesquels l'obstruction ou l'oblitération sont notées sont exceptionnels. Ce fait suffit à ruiner la théorie, d'ailleurs abandonnée par tous, de la rétro-dilatation en amont d'un obstacle.

Plus intéressantes sont les malformations de cet organe, malformations évidemment *congénitales*, qui plaident en faveur de l'origine *congénitale* de l'affection kystique : un rein pourvu de deux uretères (Marchesini); deux embouchures vésicales pour un seul uretère (Jackson, Luzzato) ; uretère à deux racines (Rayer).

Telles sont les malformations qu'on rencontre assez souvent : il faut voir là plus qu'une coïncidence.

D'autres malformations congénitales peuvent coexister avec le rein polykystique : orifice aortique à deux valvules dans un cas de Gairdner, utérus bicorne dans un cas de Lejars.

Enfin, l'*uretère lui-même peut renfermer des kystes,* comme dans les cas de Litten, Liouville, Merklen. On a trouvé, dans ces cas, sur la face interne de l'uretère, une véritable éruption de petits kystes, de sorte que certains auteurs, frappés de cette coïncidence, ont été tentés d'appeler la maladie *ureteritis polyposa cystica.*

Vessie. — Normale dans la plupart des cas, elle est, dans quelques observations, atteinte de cystite. Mais le fait le plus intéressant de son histoire est la présence de kystes à sa face interne, notée dans l'observation de Ménétrier et Aubertin. Il n'y a pas là une coïncidence banale, car on sait combien les kystes de la vessie sont rares (Klebs (1), Limbeck) (2). Il faut admettre que ces kystes se développent aux dépens des glandes ou des dépressions glanduliformes qu'Albarran et Hey ont récemment décrites dans le bas-fond de la muqueuse vésicale.

(1) Handbuch des Pathologisches Anat., p. 698.
(2) Zeitschr. f. Heilkunde, 1887, p. 55.

Foie. — Le fait qui, au point de vue pathogénique, domine l'histoire de la dégénérescence kystique des reins, c'est la présence concomitante de kystes dans le foie, présence très fréquente, puisqu'elle a pu être notée macroscopiquement dans 13 cas, c'est-à-dire dans 19,11 pour 100 des cas publiés. Si l'on considère qu'à ces faits il faut ajouter un certain nombre de cas analogues aux nôtres, c'est-à-dire où le foie, macroscopiquement normal, présentait cependant à l'examen histologique une dégénérescence kystique très nette, on verra que le pourcentage est de beaucoup au-dessous de la proportion réelle, qu'on ne pourrait établir qu'avec des observations complètement étudiées.

Dans quelques cas, le foie est dégénéré en totalité et présente un aspect semblable à celui du rein. Son volume peut être considérable : il pesait 6 kilog. dans le cas de Sabourin, 10 kgr. 850 dans le cas de Dmochowski, 8 kgr. dans le cas de Courbis. Il est couvert d'une multitude de kystes à contenu transparent ou brunâtre pouvant atteindre le volume d'une orange, ou bien on note des kystes isolés au milieu d'un parenchyme hépatique à peu près normal. La face convexe du foie semble la première envahie par le processus. Leur contenu, exceptionnellement puriforme (Babinski), contient généralement de l'albumine, des lamelles d'épithélium cubique ou pavimenteux, des détritus granuleux, des globules sanguins, des cristaux de cholestérine et des blocs réfringents verdâtres constitués par des pigments biliaires (Sabourin).

Chez le fœtus, la dégénérescence kystique du foie

peut être si intense que le volume de cet organe devient parfois une cause de dystocie (Couvelaire) (1).

Coexistence de kystes dans les autres organes. — Enfin, on a noté la présence de kystes dans d'autres organes, glandulaires ou non. Les plus fréquents de tous sont les kystes de l'ovaire, notés dans 7 cas. Plusieurs de ces cas ont trait à de simples ovaires sclérokystiques, et cette lésion est si banale qu'il est difficile de voir dans ces faits autre chose qu'une simple coïncidence. De même, pour deux cas de kystes du plexus choroïde (Finger, Haare), du cervelet (Pye Smith), du poumon (Mollière et Paviot), du ligament large (Bouchacourt), de l'utérus (Caresme). La nature de ces kystes n'est pas toujours spécifiée dans les observations, et il semble bien qu'ils ne doivent pas être rattachés à la maladie kystique.

Mais la dégénérescence kystique peut porter sur des organes glandulaires : corps thyroïde (Lancereaux) ; pancréas (Pye Smith, Couvelaire) et affecter les mêmes caractères histologiques que dans le foie et le rein. Chauffart, dans son article du Traité de médecine, dit que la dégénérescence peut également porter sur la rate, et il s'appuie sur une observation de Klippel et Lefas (Soc. Anat. 97). Or, cette observation semble concerner des kystes séreux de nature indéterminée et n'avoir aucun rapport avec la dégénérescence kystique. On ne conçoit pas bien, d'ailleurs, comment la rate, organe non glandulaire et non épithélial, pourrait

(1) Annales de gynécologie et d'obstétrique, 1901.

prendre part au processus kystique qui atteint le foie et les reins. La signification des kystes observés dans ces glandes est alors autrement importante au point de vue pathogénique, tellement importante, qu'on est tenté de voir dans la maladie une malformation kystique de tous les épithéliums glandulaires et qu'on a pu l'appeler (Bard et Lemoine) : « Maladie kystique essentielle des organes glandulaires ou angiome des appareils sécrétoires » ou encore « Dégénérescence kystique congénitale des organes glandulaires » (Couvelaire) (1).

Cœur. — L'état des autres organes ne présente aucun intérêt : seul, le muscle cardiaque présente une lésion très fréquente : une hypertrophie avec sclérose, étudiée par Aubertin dans une communication à la Société anatomique (2). Cette hypertrophie est absolument semblable à celle qui accompagne la néphrite interstitielle : elle porte sur le ventricule *gauche* et s'accompagne d'une sclérose interstitielle qui isole les faisceaux de fibres musculaires sans que celles-ci présentent de lésions notables. Cette hypertrophie, qui existait cliniquement, anatomiquement et histologiquement dans notre observation, est la règle dans le rein polykystique, puisque, sur 89 cas où l'état du cœur est mentionné, Luzzatto l'a trouvé 12 fois normal ou atrophié, 9 fois flasque et dégénéré et 68 fois hypertrophié, ce qui fait une proportion de 76 %.

(1) Annales de gynécologie et d'obstétrique, novembre 1899.
(2) Aubertin, Hypertrophie et sclérose cardiaque dans le rein polykystique. Pathogénie de la sclérose cardiaque des néphrites chroniques, juin 1902.

Aubertin fait remarquer que, dans son observation, comme dans la plupart des observations publiées, cette sclérose cardiaque existait sans sclérose concomitante des autres organes, sans athérome. Il en conclut qu'elle est fonction, non de l'athérome généralisé, mais de l'hypertension artérielle, et que la myocardite scléreuse des néphrites interstitielles doit être due à la même cause.

CHAPITRE IV

Histologie

On peut trouver, selon la région examinée, tous les intermédiaires entre le tissu rénal normal ou presque normal et la dégénérescence kystique complète. Rappelons que, d'une manière générale, les kystes sont tapissés d'un épithélium cylindrique, cubique ou plat, selon que leur volume est plus ou moins considérable ; qu'ils semblent être formés aux dépens des tubes contournés qui se dilatent, et qu'enfin, le plus souvent, le système glomérulaire est relativement peu atteint. Quant à la sclérose, elle est peu accentuée et nettement secondaire à la formation des kystes.

Etudions maintenant séparément les diverses régions de la tumeur, en supposant un rein non encore complètement dégénéré en kystes et en commençant par les parties relativement saines.

Région de la pyramide. — Même s'il paraît compact à l'œil nu, le tissu est généralement parsemé de kystes peu volumineux, ayant un millimètre de diamètre au maximum. Les tubes droits sont presque tous légèrement dilatés sur toute leur longueur : ils sont tapissés d'un revêtement épithélial cylindrique assez bas, à noyau ovoïde ; quelques-uns renferment des cellules desquamées, des détritus albumineux et quelques leucocytes. Leur membrane propre est normale.

Les tubes droits sont d'ailleurs difficiles à suivre dans le sens de leur longueur ; car des kystes s'interposent entre eux et les dévient. Ces kystes, qui paraissent formés aux dépens des tubes droits eux-mêmes, présentent un revêtement, cylindrique dans les petits, cubique dans les moyens, aplati avec noyau saillant au-dessus du protoplasma, dans les plus grands. Quelques-uns renferment des leucocytes, d'autres des coagula albumineux. La plupart sont vides.

Le tissu conjonctif qui sépare les tubes est assez abondant entre eux pour égaler le volume de ceux-ci. C'est du tissu conjonctif lâche, et en dehors de la région superficielle de la papille, il ne renferme pas de vaisseaux dilatés, ni de leucocytes en diapédèse. On y trouve par places des vestiges de tubes droits atrophiés. Au pourtour des plus gros kystes, il prend une apparence plus fibreuse.

Région de la papille. — Il est intéressant d'étudier les papilles et l'abouchement des tubes excréteurs dans le bassinet : on sait en effet que certains auteurs ont attribué à une atrésie de ces papilles, à une véritable « papillite scléreuse » la rétro-dilatation qui produirait les kystes du rein. Mais cette conception est basée plus sur des idées théoriques que sur des constatations his-

tologiques. Nous avons vu qu'il y avait, dans la substance médullaire, du tissu conjonctif entre les tubes,
mais en quantité insuffisante pour les comprimer.

Quant à l'aspect des papilles, il a été étudié par Ménétrier et Aubertin qui ont pu trouver leur abouchement
dans la cavité du bassinet et constater qu'à ce niveau
les tubes excréteurs n'étaient nullement rétrécis, mais
qu'ils s'y ouvraient au contraire largement, à plein canal.

Quant à la muqueuse même du bassinet, elle ne présente rien de particulier, sauf quelquefois des lésions
banales de pyélite légère.

Régions non kystiques de la substance corticale. —
(Par ces mots, nous entendons les régions où le parenchyme semble solide et conservé à l'œil nu, c'est-à-
dire où la dégénérescence kystique est à son minimum.)

A un faible grossissement, en outre des petits kystes qui se rencontrent dans cette partie relativement
compacte du parenchyme, ce qui frappe d'abord, c'est
la dilatation générale de tous les tubuli coupés en travers, obliquement, ou en long sur quelques parcours,
ce qui donne à la coupe l'aspect d'un tissu caverneux.
Les tubuli paraissent donc dilatés sur tout leur trajet,
car des groupements de dilatations juxtaposées en série et qui se retrouvent dans la même direction, semblent bien correspondre à un même tube intéressé par
la coupe dans ses sinuosités successives.

Les cavités des capsules de Bowmann sont au contraire demeurées normales ou à peine dilatées, sans

qu'on puisse y trouver d'altérations progressives permettant de penser que des kystes se soient formés à leurs dépens.

Le revêtement épithélial des tubes ne présente en aucun point l'apparence du revêtement normal des tubes contournés, l'épithélium le plus hautement différencié de l'appareil urinaire. Les cellules ont perdu leur aspect trouble, leurs granulations, et leur protoplasma est devenu plus homogène. Leurs dimensions sont réduites : c'est un épithélium, tantôt prismatique ou cylindrique bas, plus souvent cubique ; ses dimensions verticales n'excèdent pas les transversales et le noyau, resté volumineux, occupe exactement le centre de l'élément. Tantôt enfin, l'aplatissement plus prononcé fait que le protoplasma se déprime tout autour du noyau qui reste la partie la plus saillante. Toutes ces modifications correspondent à la perte des caractères de différenciation de l'épithélium des tubuli, qui devient complètement semblable, morphologiquement tout au moins, à l'épithélium indifférent des voies d'excrétion. Cet épithélium est doublé d'une membrane propre non modifiée. Au-delà, on trouve une couche relativement mince de tissu fibreux.

En général, il n'y a pas de saillies ni de végétations à l'intérieur des kystes, comme, par exemple, dans les kystes de l'ovaire, dans la maladie kystique du sein ou dans celle du testicule.

Pourtant, certains auteurs (Couvelaire) (1) ont décrit

(1) **Ann.** de *gynécol.* et d'*obs.*, nov. 1899,

des formations qui pourraient en être rapprochées. C'est, d'une part, des *endo-bourgeons*, excroissances papillaires, courtes ou allongées, assez grêles, tapissées du même épithélium cubique qui revêt l'intérieur des kystes. Il n'y a qu'une seule assise de cellules ; si en certains points, elle semble stratifiée, cela tient à un décollement partiel de la lame épithéliale — d'autre part, des *exo-bourgeons*, formés par des diverticules de la paroi, s'enfonçant dans le parenchyme voisin. Ce sont des bourgeons creux, nettement limités par la couche conjonctive qu'ils ne perforent jamais.

Ainsi constitués, ces bourgeons n'ont rien de néoplasique au sens propre du mot : ce sont, soit des diverticules de la paroi des kystes, semblables aux diverticules qu'on voit dans toutes les muqueuses, et qui simulent des glandes, soit même de simples vestiges de cloisons divisant les grands kystes qui semblent formés par la coalescence de plusieurs kystes moins volumineux. En aucun point, on ne voit plusieurs assises de cellules traduisant une prolifération épithéliale néoplasique.

Les kystes et les tubes sont en général vides : quelques-uns sont remplis par un exsudat albumineux coagulé par les réactifs.

Le tissu conjonctif situé entre les tubes dilatés est lâche, peu épais, et riche en cellules fusiformes ; en d'autres endroits, il est aggloméré en bandes ou en îlots de tissu conjonctif fibreux, dense, dans lequel on trouve des tubuli atrophiés ou des vestiges de tubes et de glomérules diminués de volume et en voie de disparition.

Autour des kystes, le tissu conjonctif est également plus épais, et c'est surtout dans la zone qui est comprimée par leur développement que se trouvent les prédominances conjonctives avec atrophie et régression des tubuli.

Il n'y a pas de lésions des gros vaisseaux, et, dans les glomérules conservés, les appareils vasculaires semblent normaux.

« En somme, disent Ménétrier et Aubertin (à qui nous avons en grande partie emprunté la description de ces régions où le processus kystique est à son début), les lésions se caractérisent, d'une part, par la dilatation générale de tous les appareils tubulaires, moins les cavités glomérulaires (1) ; dilatation des tubuli et des tubes droits, sans obstacle à leur abouchement dans le bassinet ; dilatations partielles en forme de kystes de segments de ces tubes, s'accompagnant d'une transformation générale des épithéliums qui, partout, prennent une apparence identique, se conforment au type des épithéliums des tubes d'excrétion, et se montrent d'autant plus aplatis et modifiés qu'ils appartiennent à des tubes plus dilatés ou à des formations kystiques plus grandes. Parallèlement, il y a augmentation du tissu conjonctif interstitiel sous forme de tissu conjonctif lâche, dans la plupart des points, et ne paraissant pas

(1) Brault, dans son excellent article du Traité de Médecine (1re édition), semble admettre que les glomérules peuvent, en se dilatant, constituer quelques-uns des kystes. On voit que, d'après les descriptions de la plupart des auteurs, ce sont les tubuli seuls qui constituent les kystes et non les glomérules, car on ne peut voir, en aucun point, de transition entre le kyste et le glomérule normal.

par conséquent exercer d'action compressive sur les tubes épithéliaux, et qui se montre fibreux avec atrophie des éléments épithéliaux et glomérulaires inclus surtout dans les points où la dilatation progressive des kystes produit la compression des tissus avoisinants, ce qui donne à penser que la sclérose est secondaire et ne saurait être invoquée comme cause des formations kystiques. »

Régions kystiques. — L'histologie de ces régions est facile à établir, car elle est décrite tout au long dans la plupart des auteurs. Elle est d'ailleurs très simple et d'un intérêt beaucoup moindre que celle des régions moins atteintes.

Il n'y a plus ici trace de parenchyme rénal ; il est remplacé par des kystes plus ou moins grands, qui se touchent presque, et qui ne sont séparés que par de minces lames de tissu conjonctif. — Dans ce stroma, on peut retrouver des tubes épithéliaux atrophiés, des glomérules aplatis et parfois fibreux. Dans les points où le tissu interkystique est un peu plus épais, il y a des tubuli dilatés et de petits kystes semblables à ceux que nous avons décrits plus haut.

L'épithélium, cylindrique dans les petits kystes (d'ailleurs assez rares), est généralement cubique ou même aplati, pavimenteux et d'autant plus plat que le kyste est plus volumineux. Le noyau est gros et coloré avec intensité par l'hématéine. Dans quelques-uns, l'épithélium se trouve desquamé, sans doute par altération cadavérique. En aucun point, cet épithélium ne présente de tendances végétatives. En général, pas de stratifications, pas de végétations vraies. Au contraire, on trouve

toujours une seule couche épithéliale, d'autant plus
aplatie que le processus est plus ancien, c'est-à-dire
que le kyste est plus volumineux.

Foie. — Pour n'avoir pas frappé les anciens auteurs,
les lésions histologiques du foie sont cependant presque aussi importantes au point de vue doctrinal que
celles de la glande rénale. Dans plusieurs cas, bien que
le foie fût absolument sain à l'œil nu, il présentait
cependant des lésions très accentuées du système
biliaire. Aussi, devra-t-on désormais l'examiner systématiquement dans les observations.

Ces lésions du foie ont été bien étudiées par Sabourin (1), Babinski (2), Bar et Rénon (3), Couvelaire (4),
Ménétrier et Aubertin.

Les grands kystes sont tapissés par un épithélium
cubique ou plat, présentant à peu près les mêmes caractères que celui des kystes du rein. Même contenu également : toutefois, il faut remarquer qu'on y trouve
souvent des traces de pigments biliaires. Cette couche
épithéliale est unique. Elle repose sur du tissu conjonctif fibreux assez épais. Autour d'eux, le parenchyme
hépatique apparaît à peu près sain, traversé cependant
(dans la plupart des cas) par des bandes de sclérose.

Plus intéressantes sont les lésions qui atteignent les

(1) Sabourin, Archives de physiologie, 1882.
(2) Babinski, Kystes multiples du foie et des reins. Soc. anat.,
juin 1882.
(3) Bar et Renon, Sur un cas d'ectasie des canalicules biliaires
observé chez le nouveau-né, coïncidant avec une dégénérescence
kystique des reins. — Soc. de biologie, décembre 1894.
(4) Couvelaire, Loco cit.

régions où le tissu hépatique paraît sain à l'œil nu, car
elles nous montreront que c'est aux dépens des canalicules biliaires que se sont formés les kystes.

Tout d'abord, un fait qui frappe, c'est la présence
d'une cirrhose hépatique assez accentuée. Cette cirrhose est assez fréquente, elle est même parfois si
intense que Sabourin, frappé de sa présence, en avait
fait la cause de la dégénérescence kystique du foie.
Nous verrons que cette théorie ne peut être soutenue,
puisque la cirrhose manque dans tous les cas de foie
polykystique du nouveau-né, et, dans un certain nombre de cas, de foie kystique de l'adulte. De plus, dans
ces cas, non seulement il n'y a pas de cirrhose, mais il
n'y a aucune lésion des cellules hépatiques, des artères,
des veines portes ou sus-hépatiques. La lésion est systématiquement limitée aux canaux biliaires.

Un certain nombre de ces canaux sont normaux
comme calibre et comme structure. Leurs dimensions
sont celles qu'on leur voit habituellement dans les espaces portes de même volume. Quant à leur épithélium, il
est cylindrique, à noyau allongé fortement coloré, et ne
diffère pas de l'épithélium normal. Ces canaux biliaires
sont l'exception dans les foies kystiques ; presque tous
présentent des lésions.

La lésion qui domine est la dilatation des canaux
avec transformation de leur épithélium cylindrique en
épithélium cubique. Il est facile de se rendre compte de
leur dilatation en comparant leur diamètre avec celui
des veines portes et des artères qu'ils accompagnent ;
alors que normalement, dans un espace porte, la veine est

deux à trois fois plus volumineuse que le canal biliaire, on voit, dans ces foies, les canaux biliaires de volume égal ou supérieur à celui de cette veine, et, dans un grand nombre de coupes, il est trois à quatre fois plus large. Quant à l'épithélium, il est revenu au type le plus simple, au type cubique avec noyau très volumineux par rapport aux dimensions de la cellule, et très fortement coloré. En somme, c'est l'épithélium non différencié qu'on voit dans les néo-canalicules biliaires des cirrhoses. C'est aussi, il faut le remarquer, la forme épithéliale qui domine dans les kystes du rein. Ainsi, ces deux cellules si différentes et si complexes se sont simplifiées au point de se ressembler absolument.

La plupart de ces canaux biliaires dilatés sont situés dans les espaces portes, mais quelques-uns ne sont accompagnés ni de veine, ni d'artère, Nous en avons vu faire saillie sous la capsule de Glisson, très volumineux, sans veine ni artère, et accompagnés d'une très mince couche de tissu conjonctif.

Le tissu conjonctif qui entoure et accompagne les vaisseaux, très abondant, quand il y a cirrhose concomitante, est très réduit dans les autres cas, la lésion semble purement épithéliale sans presque de réaction conjonctive.

Les canaux dont nous parlions sont de forme régulièrement cylindrique ou ovoïde ; un degré de plus, et nous avons des canaux à la fois plus volumineux et plus irrégulièrement dilatés. Leurs dimensions, ici, dépassent de beaucoup celles des veines portes qui les accompagnent. De plus, ils ont des formes très variées, avec des prolongements en pointe, des diverticules assez irréguliers pour qu'on voie en certains points deux ou trois dilatations biliaires juxtaposées qui émanent évidemment du même conduit. Ces canaux, considérablement dilatés, sont tapissés du même épithélium cubique.

Encore un degré, et nous avons la dilatation irrégulière de cavités communiquant entre elles, *l'angiome biliaire* de Sabourin. La dilatation est plus considérable ; les kystes en miniature sont de formes très variables, moins irrégulières peut-être que celles déjà décrites, sont séparés par du tissu très dense mais peu abondant, sur lequel repose directement leur épithélium, de sorte que ces cavités semblent creusées dans du tissu fibreux. Pas de veine porte ni d'artère accompagnant ces kystes. Enfin, l'épithélium qui les tapisse est devenu absolument plat et pavimenteux ; pourtant, les angiomes biliaires peuvent avoir un épithélium cubique plus ou moins aplati formant transition avec l'épithélium plat.

Il n'y a généralement aucune trace d'inflammation de ces conduits biliaires, dilatés ou non.

Entre ces angiomes biliaires et les grands kystes, on voit tous les intermédiaires.

La lésion du foie est donc essentiellement celle-ci : dilatation des conduits biliaires avec transformation progressive de leur épithélium cylindrique en épithélium cubique, puis aplati. Pas plus que dans le rein, on n'y voit de prolifération néoplasique.

Pancréas. — Dans deux cas, il y avait dans le pancréas des dilatations kystiques émanant probablement des canaux excréteurs (Pye Smith, Couvelaire).

Vessie. — Dans le cas de Ménétrier et Aubertin, on trouve une dilatation kystique de 2 millimètres de diamètre, soulevant la couche superficielle de la muqueuse pour faire saillie dans la cavité vésicale et tapissée par un revêtement épithélial de cellules aplaties, plus larges que hautes. A côté de ce kyste, dans le chorion de la muqueuse et dans la couche celluleuse sous-jacente, se trouvait un groupe de culs-de-sacs glandulaires dont deux, non dilatés, étaient tapissés par un épithélium cylindrique assez haut, avec noyau ovoïde basal.

Donc, ici encore, transformation de l'épithélium cylindrique en épithélium plat, analogue à celui des kystes du rein et du foie.

On le voit, le rein polykystique, chez l'adulte comme chez le fœtus, est loin d'être un processus localisé à la glande rénale. Il s'étend — et cela par un mécanisme analogue — presque toujours au foie et souvent à d'autres organes glandulaires. Aussi, le nom de « maladie kystique essentielle des organes glandulaires » proposé par Bard et Lemoine, semble-t-il en partie justifié par l'étude histologique.

CHAPITRE V

Pathogénie

Les théories qui ont tenté d'expliquer la dégénérescence kystique des reins, innombrables jusqu'à ces derniers temps, ont diminué de nombre depuis qu'on connaît mieux l'affection kystique. Quelques-unes semblent aujourd'hui illogiques, car elles sont en contradiction formelle avec les faits : mais il faut réfléchir qu'elles ont été édifiées alors qu'on n'avait pas encore pratiqué d'examens histologiques, et qu'elles étaient dictées par de simples vues de l'esprit.

Avant d'arriver aux quatre théories principales qui sont aujourd'hui en présence et que nous aurons à discuter longuement, nous énumérerons un certain nombre de théories émises, pour expliquer la formation des kystes du rein en général, anssi bien kystes de néphrite interstitielle que kystes de la maladie qui nous occupe.

Cruveilhier (1) décrit deux sortes de kystes : les uns

(1) Anat. pathol., t. ɪ, 1829-1835.

formés aux dépens du tissu interstitiel, les autres aux dépens de glomérules de Malpighi dilatés par suite de l'oblitération de la communication de leurs canaux excréteurs.

Cormach (1) croit que les kystes se développent en plein tissu conjonctif de la région corticale, et que leur contenu n'est qu'une production anormale des cellules connectives.

Simon (2), pense qu'une néphrite subaiguë tend à produire l'obstruction des tubuli ; que cette obstruction produit la rupture de la membrane limitante ; et que les kystes se produisent à la suite de cette rupture, un épithélium de nouvelle formation se produisant pour tapisser leurs parois.

Gairdner (3) croit que les kystes proviennent de l'étranglement de tubuli qui n'ont pas perdu cependant leur pouvoir sécréteur.

Rokitansky (4) considère les kystes comme formés au milieu du tissu interstitiel, par suite de la pression exercée dans les glomérules atteints par le processus inflammatoire. Le contenu du kyste viendrait par transsudation, des vaisseaux du glomérule.

Coote (5) pense que les kystes sont causés par la dilatation des capsules des glomérules à la suite de l'obstruction des tubuli par le sang, les tubercules, ou la dégénérescence graisseuse de leur épithélium.

(1) The Lancet, vol. ii, p. 47, 1845.
(2) Med. and chirurg. Transact., vol. xii, p. 141, 1847.
(3) Contrib. to the pathology of the Kidney, p. 47, 1848.
(4) Traité d'anat. path., tome iii, p. 486.
(5) Medical Times, vol. ii. p. 197, 1851.

Albers (1) pense que les kystes proviennent des tubes contournés, parce qu'il trouve dans leur contenu une grande quantité d'acide urique et parce qu'il trouve des canaux dilatés à côté d'autres canaux oblitérés. Il croit qu'il y a rapport entre les kystes et la diathèse urique, parce qu'il trouve dans les kystes une grande quantité d'acide urique et peu d'urée.

Beckmann (2) croit que les kystes se forment dans le tissu interstitiel, mais qu'ils peuvent aussi provenir des tubuli, puisqu'on trouve entre les kystes des glomérules de Malpighi.

Hemsbach (3) est d'avis que les kystes proviennent de petits noyaux (?), qu'on peut trouver épars en grand nombre dans les tubes urinifères. Ces noyaux constituent la cellule mère qui se multiplie, et qui forme bientôt un revêtement externe connectif et un revêtement interne épithélial.

Gildemester (4) croit que les kystes sont formés par un processus analogue aux kystes du corps thyroïde de l'adulte, par dégénérescence colloïde de l'épithélium des tubes contournés.

Erichsen (5) considère que l'affection débute par une dégénérescence gélatineuse de l'épithélium, avec transformation graduelle en masses hyalines et pigmentées, qui se voit, soit dans les tubes contournés, soit dans les glomérules.

(1) Deutsche Klinik, 1856, n⁰ˢ 21-22.
(2) Virchow's archiv., vol. IX, p. 223, 1856.
(3) Mikrogeologie herausgegeben von Billroth, 1856.
(4) Tydschr. der Ned. Maatsch., 1852.
(5) Virchow's archiv., XXXI, page 371, 1864.

Arloing (1), ayant observé un cas de rein polykystique chez un cheval, n'a pu retrouver à l'intérieur des kystes aucune trace d'un épithélium, soit normal, soit altéré. Il en conclut que l'affection est une maladie du tissu interstitiel.

Sturm (2) ajoute à la notion de dilatation des tubes contournés l'idée d'une véritable prolifération néoplasique, qui commencerait par une simple hypertrophie des canalicules pour évoluer vers l'*adénome*. Les kystes dériveraient accidentellement de ce processus adénomateux, par suite d'une dégénérescence graisseuse précoce de cette sorte de tumeur.

C'est la *dégénérescence colloïde* de l'épithélium des tubes contournés qu'invoque Litten (3) pour expliquer la formation des kystes.

Lancereaux (4) considère comme analogues les kystes de la néphrite interstitielle et les kystes de la maladie qui nous occupe. Tous deux dériveraient des glomérules et des canalicules. Il y aurait infiltration de l'épithélium par une substance colloïde, dilatation de la capsule de Bowmann et des tubuli, puis la paroi sécréterait un liquide séreux. C'est à une altération de l'épithélium qu'il rattache l'une ou l'autre formation kystique, sans discuter l'influence de la néphrite.

Dickinson (5), ayant trouvé dans des coupes des tu-

(1) Gaz. méd. de Lyon, n° 46, 1868.
(2) Arch. f. Heilkunde, 1875, p. 193.
(3) Virchow's archiv., Bd 66. 1876.
(4) Dictionnaire encyclopédique, article « Rein ».
(5) Diseases of the Kidney, 1877, p. 371.

buli détachés de leurs connexions normales (?), pense que c'est à un trouble de cet ordre qu'est due la formation des kystes.

Pour Roberts (1), ce n'est ni le glomérule, ni le tube contourné qui sont atteints : ce seraient les tubes droits en rapport avec les pyramides qui seraient oblitérés par intervalles. Il reconnaît d'ailleurs que l'épithélium des tubuli doit subir quelques modifications de nature difficile à préciser.

Cornil et Brault, dans leurs Etudes sur la pathologie du rein (Paris, 1884), pensent que l'origine des kystes peut être très variable. Les uns viennent d'une dégénérescence colloïde de l'épithélium, les autres d'un retour de l'épithélium au stade indifférent, sous l'action de la néphrite interstitielle. Plus tard, Brault, dans son excellent article du *Traité de médecine* (première édition), semble adopter la théorie néoplasique de Malassez, que nous exposerons plus loin.

Kelsch et Kiener (2) pensent que les kystes proviennent d'une dégénérescence colloïde ou graisseuse d'une partie du parenchyme, accompagnée d'une prolifération épithéliale plus ou moins active, selon les cas. En même temps que le foyer de ramollissement se circonscrit, une paroi fibreuse se forme autour de lui, qui l'isole et le transforme en kyste. Les petits kystes tendent à diminuer de volume, à cause de la sclérose qui les enserre ; les autres, au contraire, augmentent graduellement de volume et leur contenu devient de plus en plus

(1) Reynold's system of medicine, 1879.
(2) Les altérations paludéennes du rein. Arch. de physiologie, 1882·

limpide. Ces auteurs admettent d'ailleurs également la formation des kystes par rétention.

Weichselbaum et Greenisch (1) considèrent les kystes comme dérivant de la formation d'un adénome, formé lui-même par la prolifération des cellules épithéliales des canalicules, et qui aurait subi la dégénérescence graisseuse ou colloïde.

Pour Philippson (2), on doit chercher la cause de la formation des kystes, non dans un obstacle situé à l'intérieur des canalicules, mais dans le processus interstitiel qui isole les unes des autres des portions de tubes contournés. Il reconnaît d'ailleurs une certaine importance au processus prolifératif lui-même, qui se manifeste et du côté de l'épithélium (kystes contenant de véritables végétations papillaires, formation de prolongements latéraux pleins, dilatation des tubes contournés), et du côté des glomérules qui sont dilatés.

Kennedy (3) pense que la maladie a son véritable siège dans la substance médullaire et que la néphrite interstitielle de la substance corticale n'en est que la conséquence.

Toutes ces théories ont trait surtout, on le voit, à la pathogénie des kystes du rein dans la néphrite interstitielle. Ce n'est pas là, à proprement parler, le sujet qui nous occupe ; pourtant, nous avons cru devoir les rapporter, parce que certains auteurs confondent

(1) Wiener Med. Jahrbuch, 1883, p. 213.
(2) Virchow's Archiv., 1888, t. III.
(3) Laboratory Reports. Edimburgh, p. 177, 1891.

encore les deux affections, et rapportent la dégénérescence kystique à une néphrite interstitielle d'évolution particulière.

Nous avons d'ailleurs considérablement écourté cette énumération, qui serait devenue encore plus fastidieuse, si nous avions voulu citer toutes les théories qui font entrer en jeu la rétrodilatation des tubes du rein en amont de l'obstacle créé par leur obstruction due à des cylindres.

Passons maintenant aux théories qui visent spécialement la dégénérescence kystique des reins, telle qu'on la conçoit actuellement (c'est-à-dire une affection bilatérale, souvent congénitale, et pouvant atteindre d'autres organes glandulaires, notamment le foie). On peut réduire ces théories à quatre :

1º Théorie de la néphrite interstitielle.

2º Théorie de la rétrodilatation en amont d'un obstacle à l'excrétion rénale.

3º Théorie néoplasique.

4º Théorie congénitale.

Nous exposerons le plus brièvement possible chacune de ces théories, ainsi que les faits sur lesquels elles se fondent, et en discuterons les arguments, afin de montrer que la dernière seule nous semble pouvoir expliquer tous les faits, aussi bien chez l'adulte que chez le fœtus, aussi bien dans le foie que dans le rein.

I. — Théorie de la néphrite interstitielle

C'est peut-être la première qui ait été soutenue, car l'analogie entre les petits kystes du rein granuleux et les grands kystes de l'affection qui nous occupe, a d'abord frappé tous les observateurs. On a pensé que, dans certaines néphrites atrophiques très accentuées, le processus scléreux, qui peut aboutir à la formation de petits kystes, était tellement intense, que ces kystes, se développant considérablement, arrivaient à dominer le tableau de la néphrite et à en effacer tous les autres caractères. Il n'y aurait là que l'exagération d'un processus fréquent et banal dans la néphrite chronique interstitielle.

Cette théorie a été soutenue surtout au début des études anatomiques et pathogéniques de la dégénérescence kystique, alors que les examens histologiques manquaient plus ou moins complètement. C'est l'opinion de Morris, qui croit que les kystes dérivent d'une dilatation des tubuli consécutive à la néphrite ; de Fagge, qui pense que l'affection n'est qu'une forme de la néphrite interstitielle, de Bristowe, qui ne voit aucune différence essentielle entre le rein polykystique et le petit rein granuleux ; de Duguet, qui attribue toute l'importance au processus interstitiel ; de Wilks et Moxon, qui ne voient encore dans cette affection qu'une variété de néphrite interstitielle ; c'est aussi l'opinion de Stoer et de bien d'autres auteurs.

Les arguments de tous ces observateurs sont basés sur une simple analogie macroscopique. Mais, même plus tard, quand on commença à étudier histologiquement le rein polykystique, il se trouva plusieurs auteurs qui défendirent cette même théorie, en se basant sur l'abondance considérable, dans les régions situées entre les kystes, du tissu fibreux, qui semblait la preuve d'un processus intense de néphrite interstitielle.

Mais, il est facile de démontrer qu'il n'y a là qu'un rapprochement purement artificiel. Les raisons en sont de plusieurs ordres :

1° Tout d'abord, l'intensité même du processus, minime et isolé dans l'un, considérable et généralisé dans l'autre. On a beau objecter que la lésion est à son minimum dans un cas, à son maximum dans l'autre, il est bien évident qu'on ne peut rapprocher ces faits si dissemblables, d'autant moins qu'on ne trouve pas les intermédiaires entre les kystes séreux du rein et le rein polykystique vrai.

2° La théorie de la néphrite interstitielle n'explique en aucune façon la production concomitante de kystes dans le foie. Il est vrai qu'on peut expliquer ces derniers par l'existence d'une cirrhose, et l'on sait que Sabourin considère les *angiomes biliaires*, et par suite les kystes du foie, comme une conséquence de la cirrhose: Il a en effet trouvé de ces angiomes biliaires dans des cas de cirrhose hépatique sans dégénérescence kystique des reins. Donc, les dilatations kystiques viendraient, dans les deux organes, d'affections analogues, et, jusqu'à un certain point, parallèles : hépatite interstitielle et néphrite interstitielle. Nous ne croyons pas, et c'est aussi l'opinion actuelle de la majorité des auteurs, que les petits angiomes biliaires, qu'on peut trouver dans une cirrhose, soient comparables au gros foie kystique, lequel peut arriver à peser jusqu'à dix kilogrammes. Le rapprochement est aussi artificiel que dans les kystes du rein, et les deux affections, dans l'un comme dans l'autre organe, sont tout aussi différentes. D'ailleurs, cette hypothèse tombe d'elle-même devant le fait que, souvent, il n'y a pas de cirrhose du foie (Babinski, Claude (1), Ménétrier et Aubertin). Enfin Sabourin (2) lui-même avoue que la néoformation est indépendante de la cirrhose et que cette dernière peut être très peu accusée.

3° Cette théorie n'explique pas non plus la dégénérescence kystique congénitale des reins et du foie. Ici, il ne saurait être question de néphrite interstitielle et, si on a prononcé le mot d'inflammation, ce serait une inflammation uniquement localisée à la papille comme nous le verrons plus loin (Virchow).

4° Enfin, l'argument le plus important qui s'élève contre cette théorie, c'est que, dans le vrai rein polykystique, il *n'y pas de néphrite interstitielle.* C'est un fait bien mis en lumière par Laveran, par Gombault et Hommey, etc..., qu'il peut y avoir sclérose rénale, mais que cette sclérose n'est aucunement celle de la néphrite interstitielle. Ces auteurs ont fait remarquer, et tous les observateurs ont pu le constater ensuite, que le

(1) Bull. de la Soc. anat., 1896.
(2) Progrès médical, 1884.

tissu conjonctif est surtout abondant *autour des kystes* et d'autant plus intense, d'autant plus dense, que le kyste est plus gros, c'est-à-dire qu'il exerce une compression plus marquée sur le tissu environnant. A une certaine distance des kystes, ce tissu fibreux devient moins serré, plus lâche, et diminue considérablement. En beaucoup de points, c'est du tissu conjonctif très lâche et, beaucoup d'observateurs l'ont remarqué, incapable de comprimer les tubes qui l'entourent. Dans les régions saines en apparence, dans les parties denses, ce qui domine, ce n'est pas la sclérose, mais la dilatation des tubes. Enfin, généralement, et sauf de rares exceptions, on ne trouve pas de *glomérules fibreux* comme dans la néphrite atrophique ; les glomérules sont ou sains ou comprimés, quelquefois atrophiés ; mais, en général, leur bouquet vasculaire est normal, et le tissu conjonctif qui les entoure est très peu développé. Si nous ajoutons que, le plus souvent, dans le rein polykystique, *les artères sont saines*, on verra qu'il n'y a aucun rapport entre cette lésion et la sclérose rénale vraie.

Toutes ces raisons montrent que la théorie de la néphrite interstitielle ne peut être soutenue. La pathogénie de la formation des kystes ainsi conçue est d'ailleurs très vague. Ce serait une « évolution spéciale des tubes urinifères dont l'épithélium est revenu à l'état indifférent ; cette évolution épithéliale se produirait par petits foyers, dans lesquels les segments des tubes atteints se transforment en alvéoles à caractères spéciaux, alvéoles qui se fusionnent entre eux pour former des cavités kystiques plus ou moins simples. »

II. — Théorie de la Rétention

Elle a été diversement envisagée par les auteurs : tout d'abord, on l'a conçue comme une rétention portant sur les voies d'excrétion du rein, c'est-à-dire sur le bassinet ou sur l'uretère, et cette conception était basée sur un ou deux faits dans lesquels des calculs avaient été trouvés dans ces organes. Il est bien évident qu'ainsi présentée, la théorie de la rétention ne peut être acceptée : et, de fait, elle a été presque immédiatement rejetée par tous les auteurs et on n'en parle plus que pour mémoire. On connaît depuis longtemps — les expériences aussi bien que les faits cliniques l'ont montré — les conséquences anatomiques de l'obstruction plus ou moins complète des voies d'excrétion du rein. On admet qu'une obstruction complète produit l'atrophie de la glande après une courte période de dilatation; que l'obstruction incomplète produit la rétrodilatation de toutes les voies *d'excrétion* (et non des parties sécrétantes) de la glande rénale, c'est-à-dire l'hydronéphose. Or, rien ne ressemble moins à une hydronéphrose que le rein polykystique : la lésion, dans ce dernier, porte sur la substance corticale et non sur les calices et le bassinet, qui ne sont en aucune façon dilatés, et qui ne sont agrandis que corrélativement à l'augmentation de volume du rein. D'ailleurs, l'obstruction des voies inférieures n'existe presque jamais dans le rein polykystique.

Tout aussi discutable est la théorie de l'obstruction calculeuse siégeant dans la substance rénale elle-même soutenue d'abord par Virchow en 1846, lors de son premier travail sur la maladie kystique (1). Il avait trouvé les canalicules remplis par des masses brunâtres cristallines et en avait conclu que leur obstruction avait pu amener la rétrodilatation kystique des tubes rénaux. Mais, dans des études ultérieures, il ne tarda pas lui-même à abandonner cette conception pour proposer une nouvelle théorie qui a été adoptée par un certain nombre d'auteurs et qui est aujourd'hui la seule défendable des théories de l'obstruction.

Virchow aurait constaté dans ces cas une sclérose systématisée péritubulaire et périkystique, prédominant dans la région papillo-médullaire : d'ou étranglement des tubes excréteurs par cette hyperplasie conjonctive, d'où rétrodilatation mécanique des voies d'excrétion et de sécrétion du rein.

Quelle serait la cause de cette *sclérose papillaire ?* Pour Virchow (2), ce serait une véritable néphrite interstitielle, qui se localiserait plus spécialement dans cette région et qui aboutirait à l'atrésie de ces canaux. Quant à la cause de cette néphrite, on conçoit qu'elle soit difficile à trouver : aussi Virchow parle-t-il

(1) Verhr. der Berliner Gesellschaft f. Geburtshulfe, 1846, Bd. III.

(2) Virchow. — Ueber Congenitale Nieren wassersucht. Physic. med. Gesellschaft in Wurtzburg, 1855.

« d'un principe irritant passant de la circulation mater-
nelle dans la circulation fœtale », ce qui cadrerait bien
avec le caractère souvent familial de la dégénérescence
kystique, mais il ne donne rien de plus précis.

C'est aussi une affection inflammatoire du rein
qu'admettent Durlach (1) et Arnold (2) qui ont, comme
Wirchow, trouvé de la sclérose autour des papilles.
Arnold en note même au bassinet et créc le mot de
de « Pyelonephritis fibrosa ascendens ».

La sclérose des papilles a été constatée également
par Hanau (3) et Von Mutach (4) ; mais pour ces
auteurs, elle serait due, non pas à une action inflammatoire, mais à la persistance d'un état fœtal transitoire.
Von Mutach, examinant systématiquement des reins
normaux de fœtus de quinze à trente centimètres,
aurait constaté que le tissu conjonctif y était surtout
abondant dans la substance pyramidale et autour du
bassinet : ce serait la persistance anormale de ce tissu
conjonctif qui étranglerait les ramifications uretériques
intrarénales. Kimla (5) a constaté également cette
sclérose, mais il la considère comme une hyperplasie
anormale ; « la partie mésodermique de l'organe atteint
prendrait un accroissement disproportionné relativement à la partie épithéliale et désagrège celle-ci ».
Enfin pour Foa (6), « c'est une luxuriante néoformation,

(1) Durlach, Ueber Entschung der Cystennire. Thèse Bonn. 1885
(2) Arnold, Anat. und Pathol. von Ziegler. Ie ᴨ a, 1890.
(3) Hanau. Congenitale Cystenniere. Th. Giessen, 1890.
(4) Von Mutach, Virchow's Archiv., 1895, Bd. 142, p. 46.
(5) Kimla, Congrès de Moscou, 1897.
(6) Foa. Académie de Turin, 1896.

un exubérant et anormal développement du connectif intercanaliculaire ».

On le voit, nous sommes en plein dans le champ des hypothèses ; et nous ne ferons à cette théorie qu'une objection : c'est que la sclérose papillaire manque presque toujours, et que le tissu conjonctif n'est en général pas plus abondant dans cette région que dans la région corticale ; on peut même dire, qu'en général, il est plus lâche à cette région qu'au pourtour des grands kystes, où l'on peut voir quelquefois du tissu fibreux dense. En tous cas, le fait a été constaté, il n'étrangle pas les canaux excréteurs, et même dans le fait que nous rapportons avec quelques détails (obs. I) les tubes s'ouvrent à plein canal dans la cavité du bassinet sans présenter aucune atrésie.

Même dans les cas où cette atrésie aurait été constatée, on pourrait faire à cette théorie la même objection qu'on fait à la théorie de l'oblitération calculeuse : l'obstruction des conduits excréteurs amène l'atrophie de leur portion sécrétante et non leur dilatation kystique. Donc, pas plus que la rétention par calcul, la rétention par papillite scléreuse ne peut être cause de la dégénérescence kystique des reins.

III. — Théorie néoplasique.

C'est cette théorie qui semble le plus en faveur actuellement et c'est elle qu'adoptent Brault et Chauffard dans nos traités classiques. Elle a été émise d'abord par Malassez qui a voutu rapprocher cette maladie des affections similaires du testicule, de l'ovaire, de la mamelle. Il accorde à l'épithélium rénal toute l'importance du processus aux dépens du tissu conjonctif ; ce serait donc pour lui une néoplasie épithéliale, un *épithélioma mucoïde*, un véritable cancer.

Les raisons qu'il en donne sont les suivantes : il aurait vu, sur certaines coupes, des traînées épithéliales se prolonger dans l'épaisseur des parois du bassinet ; de plus, il n'aurait nulle part constaté d'intermédiaire entre le tube urinifère normal et l'alvéole kystique. Gombault et Hommey (1) admettent également la même origine parce qu'ils ont rencontré, dans un certain nombre de tubes dilatés, un contenu solide, stratifié et tapissé d'un épithélium cubique.

Brigidi et Severi (2) trouvent des tubes remplis entièrement de jeunes éléments indiquant une activité proliférante de la part de l'épithélium des tubes urinifères. Ils signalent même des sortes de papilles. Lejars aurait de même trouvé, dans une de ses observations, des saillies arrondies ou pédiculées, « présentant toutes les apparences » de végétations recouvertes d'un épithélium ; Cornil aurait vu une couche d'épithélium pavimenteux entremêlé de quelques cellules cubiques ; Gombault et Hommey auraient observé un épithélium cubique stratifié. Nauwersk et Hufschmid, von Kahlden, auraient vu des productions épithéliales dans les parois kystiques. Chotinsky (3) aurait vu des papilles intra-

(1) Société anatomique, 1889.
(2) Lo Sperimentale, 1880.
(3) Ueber Cystenniere. Th. Berne, 1882.

kystiques, des bourgeonnements latéraux pleins ou creux. Brindeau et Macé (1), dans un cas sur trois étudiés, ont trouvé des papilles intrakystiques, qu'ils considèrent comme dues à une prolifération épithéliale : ce sont des cellules « qui paraissent atteintes d'une dégénérescence spéciale et qui ressemblent beaucoup à certains épithéliums atypiques du cancer cylindrique ».

Le grand avantage de cette théorie, c'est sa simplicité, qui, permettant de la rattacher à des faits déjà connus dans d'autres glandes (testicule, mamelle), la fait adopter par la plupart des auteurs. Pourtant, nous la considérons comme absolument fausse et sommes persuadé qu'il est impossible de rattacher la maladie kystique du rein à un épithélioma mucoïde. Les raisons que nous en donnons sont les suivantes :

1° L'absence de gravité ou, pour employer une expression plus exacte, l'absence de malignité de l'affection. La maladie kystique du rein ne tue pas par elle-même ; elle ne tue que quand elle a détruit tout le parenchyme rénal, ou plutôt quand elle en a pris toute la place : les malades qui en sont atteints ne meurent pas de cachexie, mais d'urémie. Si, pour une raison quelconque, un peu de parenchyme rénal est conservé, ils peuvent vivre jusqu'à 80 ans comme on l'a observé dans quelques cas ; ou bien ils meurent de maladie intercurrente.

La gravité de la maladie vient donc uniquement de l'importance fonctionnelle de l'organe dans lequel elle

(1) Le kyste congénital du rein. L'obstétrique, janvier 1899.

se développe. On nous objectera que le kyste de l'ovaire qui est, lui, un épithélioma, n'a pas de gravité par lui-même ; cela n'est vrai qu'en partie, car le kyste de l'ovaire peut devenir infectant, il peut envahir le péritoine par des végétations extérieures ; il peut enfin se généraliser, et ses métastases sont aujourd'hui bien connues. Le rein polykystique ne présente jamais de végétations externes ; *il ne présente jamais de métastases*, et nous nous expliquerons plus loin sur ce fait. Ajouterons-nous qu'il ne donne jamais lieu à des propagations ganglionnaires, et que, dans les observations où cette lésion a été cherchée, elle a toujours fait défaut, comme dans le cas que nous rapportons.

2° La lenteur de son évolution n'est pas non plus dans l'allure ordinaire d'une tumeur épithéliale.

3° La théorie de l'épithélioma n'explique pas les faits si nombreux de dégénérescence congénitale, car le cancer congénital est considéré par tous les histologistes comme non encore observé.

4° L'existence concomitante de kystes du foie, si on admet la théorie néoplasique, ne peut être expliquée que comme une métastase. Or, l'étude histologique nous montre que c'est un processus autochtone, évoluant parallèlement au processus rénal, et n'ayant aucun rapport avec une métastase : les kystes se développent aux dépens de l'appareil biliaire au lieu de se développer le long des vaisseaux portes, comme toutes les tumeurs secondaires du foie.

Enfin, on trouve *toutes les transitions* entre le conduit biliaire normal et le grand kyste du foie, entre l'épithélium cylindrique des voies biliaires et l'épithélium cubique ou plat de la production kystique. Donc, les kystes du foie ne sont pas dus à une métastase. Le cancer évoluerait donc parallèlement dans les deux glandes ? Ce serait un exemple unique jusque-là et bien peu en rapport avec l'allure générale de ces néoplasmes.

5° Si nous nous plaçons sur le terrain strictement histologique, nous répondrons d'abord à l'objection de Malassez, qui dit n'avoir pas observé les transitions entre le tissu rénal sain et le tissu kystique. Ces transitions ont été vues par plusieurs auteurs, et en particulier ont été minutieusement décrites par Ménétrier. et Aubertin. Elles ne ressemblent pas aux zones de transition décrites dans les épithéliomas.

6° Etudions maintenant l'élément épithélial lui-même, sur lequel on s'est basé pour affirmer la théorie néoplasique de l'affection : on a décrit des formations papillaires, on a décrit des régions où l'épithélium paraissait stratifié. Mais ces formations sont extrêment rares, et elles peuvent être autrement interprétées, comme dans le cas de Couvelaire où l'auteur reconnaît que la disposition stratifiée n'est qu'une apparence résultant du décollement et du détachement de la lame épithéliale qui tapisse l'intérieur du kyste.

Quant aux diverticules, aux endo-bourgeons, nous croyons que ce sont de simples restes de cloisons qui séparaient antérieurement les kystes : la preuve en est, qu'ils sont tapissés d'une seule assise de cellules, et que ces cellules sont absolument semblables à celles qui tapissent le reste de l'intérieur des kystes. Enfin,

la morphologie même de l'épithélium n'a rien de néoplasique ; les formes décrites par Brindeau et Macé sont
exceptionnelles, et, ce que tous les auteurs ont décrit,
c'est un épithélium, cubique ou aplati, à un seul rang,
un épithélium simplifié, sans hypertrophie ni activité
apparente, passif en quelque sorte. Il y a loin de cette
forme cellulaire si simple aux grandes cellules cylindriques des kystes de l'ovaire, comme il y a loin des
rares petites papilles de l'intérieur des kystes aux
luxuriantes végétations des kystes de l'ovaire, qui se
développent également au dehors et qui peuvent infec-
ter toute la séreuse péritonéale.

Pour toutes ces raisons, nous croyons que le rein
polykystique n'est pas un néoplasme au sens propre du
mot, et que le terme d'épithélioma mucoïde doit être
condamné comme entretenant une confusion fâcheuse
avec des tumeurs qui en sont toutes différentes.

IV. — Théorie congénitale

C'est, croyons-nous, la seule qui puisse être soutenue
actuellement, car c'est la seule qui puisse expliquer à
la fois les cas de rein polykystique du fœtus et de
l'adulte, qui sont histologiquement identiques. C'est, de
plus, la seule, qui explique le développement concomi-
tant de kystes dans le foie et d'autres glandes, fait qui
a une grande importance dans l'histoire du rein polykystique.

C'est donc essentiellement une lésion congénitale qui,

dans certains cas, est arrivée à son complet développement au moment de l'accouchement et peut être alors si volumineuse qu'elle devient parfois une cause de dystocie ou qui, dans un plus grand nombre de cas, évolue lentement pendant la vie, remplaçant peu à peu le tissu rénal par du tissu kystique, perdu ou presque perdu au point de vue fonctionnel.

Au fur et à mesure que la glande est détruite, des symptômes d'imperméabilité rénale, de néphrite chronique apparaissent ; à un moment donné, tout le tissu rénal est détruit : alors entre en scène l'urémie qui emporte le malade.

Les kystes se développent souvent parallèlement dans le foie, mais il est rare qu'ils détruisent son parenchyme au point de se traduire par des signes cliniques d'insuffisance hépatique.

C'est cette théorie qui a été admise par Kimla, par Couvelaire, par Bard et Lemoine, par Ménétrier et Aubertin. Quant à la cause de cette dégénérescence kystique, nous nous garderons bien d'en édifier une qui serait purement gratuite et aurait probablement le sort de toutes celles que nous avons citées dans la première partie de notre exposé pathogénique. Nous ne dirons pas, comme Bard et Lemoine, que cette dilatation « tient à une prédisposition d'origine congénitale qui *consiste sans doute dans un défaut de résistance de la paroi,* sous la dépendance elle-même d'un défaut de qualité de la substance fondamentale qui le constitue. » Ces auteurs avouent eux-mêmes le peu de solidité de leur théorie en disant que la « démonstration de leur ma-

nière de voir ne peut être en quelque sorte que néga-
tive. »

Nous nous contenterons donc de constater que la maladie est d'origine congénitale et qu'elle frappe à la fois
plusieurs glandes, sans tenter de l'expliquer par des
hypothèses inutiles, puisqu'elles seraient impossibles à
prouver.

CHAPITRE VI

Symptomatologie.

Ce chapitre est particulièrement court dans nos traités classiques, car les quelques observations présentant
une histoire clinique plus ou moins complètement étudiée ont été publiées récemment et n'ont point encore
fait le sujet d'un travail d'ensemble. Les deux seuls travaux qui essayent d'en établir un type clinique sont la
thèse de Lejars (1888) et le travail de Luzzatto (Venise,
1900), ce dernier basé sur de nombreuses observations.
Pour écrire ce chapitre, nous nous servirons un peu
des descriptions de ces auteurs, mais surtout des observations récemment publiées dont nous parlons plus
haut, et dont quelques-unes sont plus instructives que
tous les travaux d'ensemble publiés jusqu'ici.

La maladie peut être absolument latente : à l'autopsie d'un malade mort d'une affection quelconque, on
découvre deux reins polykystiques qu'aucun symptôme
n'avait pu faire soupçonner pendant la vie. Ces cas
sont très fréquents.

Ou bien l'affection reste latente jusqu'au jour où elle

tue le malade qui en est porteur par urémie plus ou moins rapide. La forme comateuse de l'urémie est particulièrement intéressante et très fréquente ; en effet, le rein polykystique figure dans les causes de mort subite : il peut donc tuer par mort rapide sinon par mort subite. Dans les bulletins de la Société anatomique, figurent un grand nombre de cas dans lesquels les sujets ont été ramassés dans la rue où ils étaient tombés comme foudroyés.

L'urémie peut être plus lente et plus caractérisée : dans un grand nombre d'observations les malades sont restés plusieurs jours à l'hôpital où ils étaient entrés pour des troubles gastro-intestinaux, des vomissements et de la diarrhée coïncidant avec une céphalée très forte, quelques œdèmes, et une albuminurie assez abondante, de sorte que le diagnostic posé était urémie par néphrite interstitielle. Les malades ne se plaignant d'aucune douleur dans la région rénale, on ne pensait naturellement pas à palper l'abdomen, et l'affection, dans ces conditions, était et sera encore longtemps fatalement méconnue. Pourtant, nous devons signaler un fait assez curieux : dans un certain nombre d'observations, on note en même temps que les symptômes d'urémie, la présence, sinon de deux, du moins d'une tumeur dans la région rénale, sans d'ailleurs en tirer aucune conclusion. Ces faits prouvent que le diagnostic eût pu être porté dans ces cas.

Enfin, nous décrirons plus longuement la symptomatologie des cas complets, c'est-à-dire où tous les symptômes existent et permettent un diagnostic : ces signes sont de deux ordres : 1° des symptômes de néphrite chronique ; 2° les symptômes physiques et quelquefois rationnels de deux tumeurs symétriques dans la région rénale.

I. — Symptomes de néphrite chronique

Au moment où les malades entrent à l'hôpital pour des accidents d'urémie, ils sont déjà atteints depuis longtemps de la maladie polykystique ; aussi, présentent-ils une cachexie assez accentuée, comparable à celle de la néphrite interstitielle avancée : souvent, ils sont pâles et amaigris, ont le teint jaunâtre et cireux ; quelquefois, l'amaigrissement est caché par les œdèmes. Pourtant, dans un certain nombre de cas, l'aspect des malades était florissant : cela se voit quand la maladie a été longtemps latente et se traduit soudain par des symptômes importants. Il faut noter que, dans certains cas, l'affection est compatible avec une activité vitale qui conduit souvent à l'urémie les sujets atteints de néphrite chronique. Ainsi, la malade de Dubar avait pu conduire facilement à terme cinq grossesses et avait allaité ses cinq enfants sans aucun accident éclamptique. Mais, en général l'état de santé est precaire ; sur 49 observations, dans lesquelles cet état général est noté, dans 43 cas, il était plus ou moins atteint, et, souvent, les malades étaient cachectiques ; dans certains cas (les trois quarts environ) c'étaient les symptômes de néphrite interstitielle qui prédominaient : dans quel-

ques-uns (un quart seulement), c'étaient des symptômes
de tumeur rénale. Les quelques exemples dans lesquels
l'état général était satisfaisant, concernent des faits de
rein kystique unilatéral dont quelques-uns ne rentrent
peut-être pas réellement dans la maladie qui nous
occupe.

Il est à peine besoin d'ajouter qu'il n'y a pas de fièvre, à moins de maladie aiguë intercurrente et exception faite de certains cas de phlegmon périnéphrétique
compliquant la maladie kystique (Lejars, Orrillard,
Sternbruck, Thiriar) ou même de suppuration dans l'un
des kystes (Stiller.)

Un fait assez particulier, et sur lequel insistent quelques auteurs, est la *coloration bronzée* de la peau, rap-·
pelant celle de la maladie d'Addison. C'est Laveran qui
l'a signalée le premier : elle a été ensuite notée dans
les cas de Strübing, de Bond et Windle ; enfin, elle est
signalée par Hommey : dans son observation, la peau
était brune, avec quelques taches pigmentées qui faisaient penser à une affection des capsules surrénales :
Hommey note cependant que ces glandes étaient in-
tactes ; mais, dans le cas de Laveran, l'une des capsules était lésée.

Nous croyons que ces faits, quoique un peu dispa-
rates, sont intéressants et doivent attirer l'attention sur
les glandes surrénales dans la maladie kystique. Nous
avons vu que le pancréas pouvait être lésé ; peut-être,
la capsule surénale l'est-elle quelquefois, d'où cette
teinte bronzée qui n'est pas spéciale à la tuberculose
de cette glande, mais peut se voir dans toutes ses alté-

rations destructives. Pourtant, quelques examens en ont été faits (Couvelaire, Ménétrier et Aubertin) dans lesquels la glande a été trouvée normale.

Œdèmes. — Lejars, qui a étudié la maladie surtout en chirurgien, a peut-être trop peu insisté sur un certain nombre de symptômes de néphrite dans le rein polykystique. C'est ainsi qu'il considère l'œdème comme un symptôme plutôt rare de la maladie que nous étudions. En réalité, il est noté dans un grand nombre d'observations ; dans certains cas, c'est un léger œdème malléolaire ; souvent, il s'étend aux membres inférieurs, aux parties déclives, aux paupières, à la face, au tronc. Enfin, quelquefois, il est considérable ; c'est un véritable anasarque comme dans les cas de Rose Juhel-Rénoy, Michel, Lancereaux, Forbes, Finger, Taylor. Dans certaines observations, — et en cela il se comporta comme l'œdème de la néphrite interstitielle quand approche l'urémie, — il diminua pendant les derniers jours de la vie (Strübing, Bond, Leboucher).

Généralement, l'œdème est léger, peu intense, intermittent.

En somme, il revêt les caractères qui lui sont habituels dans la néphrite dite interstitielle où les œdèmes sont peu marqués et coexistent avec une petite quantité d'albumine et avec des signes d'imperméabilité rénale. Nous verrons que ces signes font aussi partie de l'histoire du rein polykystique, et que les cas où les symptômes rénaux se rapprochent de ceux de la néphrite parenchymateuse sont exceptionnels.

Urines. — La *pollakiurie* est notée dans plusieurs

cas ; Bond, dit que son malade avait de très fréquents besoins d'uriner dans les premiers temps de sa maladie. Il en est de même dans les cas de Gairdner, Malmsten, Bensaude, Lamy, Stiller.

Il est difficile de se faire une idée de la quantité d'urines émises au cours de la maladie, car cette quantité est très différente suivant les périodes de l'affection. C'est ainsi que les cas de Lejars, Jaccoud, Bouchacourt, qui mentionnent une anurie complète pendant les derniers moments de la vie, que ceux de Lipari et Piazza-Martini, dans lesquels l'anurie dura plusieurs jours, concernent des cas observés à la période terminale, à la période d'anurie, qui est commune à toutes les affections rénales, même à celles qui se traduisent normalement par la polyurie.

C'est avant cette période terminale qu'il convient d'étudier la quantité des urines. On trouve alors que la *polyurie* est plus fréquente (24 fois contre 18). Cette polyurie est d'ailleurs assez peu intense et elle est souvent intermittente ; souvent, elle arrive à trois litres (Duguet, Noël, Eichtenstern), cinq litres (Aubry) et même douze litres dans le cas de Ozoux. Beaucoup plus souvent, on note 2.000 à 2.500 c. c. La polyurie, avons-nous dit, peut être intermittente, et cette intermittence peut alterner avec d'autres symptômes, comme cela se voit souvent dans les néphrites, et comme cela se vit dans l'observation I de Lejars : au moment où les souffrances s'aggravaient, l'urine diminuait de quantité et même quelquefois se supprimait pendant dix heures de suite : pendant ces courtes périodes d'anurie, les douleurs étaient intolérables dans la région lombaire droite. Puis le cours de l'urine se rétablissait et la douleur diminuait. Ce tableau clinique ressemblait beaucoup, on le voit, à celui de la lithiase rénale. Le cas de Vitrac présentait des crises analogues. — En somme, on trouve, dans le rein polykystique, une polyurie assez accentuée, analogue à celle de la néphrite interstitielle.

L'*albuminurie* est la règle dans le rein polykystique. Si elle n'est pas notée dans toutes les observations, c'est que, dans un grand nombre de cas, les malades sont arrivés dans le coma et qu'on n'a pu se procurer leurs urines. Mais, dans plusieurs de ces cas, l'urine recueillie après la mort dans la vessie, a été trouvée albumineuse. D'après Luzzatto, l'albumine était très abondante dans 16 cas, en quantité moyenne dans 27 cas, et à l'état de traces seulement dans 36 cas. Tout cela n'est-il pas encore parallèle à la symptomatologie de la néphrite interstitielle, dans laquelle la quantité d'albumine est peu abondante, contrairement à ce qu'on observe dans la néphrite parenchymateuse ?

Les *caractères physiques* de l'urine sont également ceux de la néphrite interstitielle : en général, elle est pâle et de faible densité. Sur 54 cas, relevés par Luzzatto, la densité était, dans 45 cas, inférieure à la normale ; dans 9 cas seulement, elle était normale ou élevée.

Les *cylindres* se voient quelquefois : ils étaient très nombreux dans le cas de Steiner ; rarement, ce sont des cylindres épithéliaux, comme dans le cas de Arnold : beaucoup plus souvent, ce sont de simples cylindres granuleux ou même hyalins. Dans toutes ces observations, il y avait coexistence d'albuminurie. Dans 28 cas, on note de plus la présence de leucocytes ou d'épithélium rénal.

L'*urée* est généralement peu abondante, non seulement pendant la période terminale (ou d'urémie confirmée), mais même pendant le cours de la maladie. C'est ainsi que, daus le cas de Ménétrier et Aubertin, le chiffre en était très faible : 5 gr. 73 en 26 heures. La proportion des sels : phosphates, chlorures, est généralement basse. Le sucre fait toujours défaut. Il en est de même des pigments biliaires, normaux et modifiés, même dans les cas qui s'accompagnent de lésions notables du côté du foie.

Hématuries. —L'hématurie est considérée par Lejars comme fréquente dans le rein polykystique. On la trouve notée assez souvent (40 cas sur 250). Sur ce nombre, dans 18 cas, le rein formait une tumeur palpable ; dans 16 cas, il n'y avait pas de tumeur, dans 6, le rein polykystique était unilatéral. Elle est très variable dans ses allures : on l'a vue durer pendant toute la maladie ; rarement elle a été assez abondante pour être par elle-même d'un pronostic sérieux. Elle peut durer longtemps et se répéter : c'est ainsi que le malade de Gairdner souffrit pendant 18 ans d'attaques répétées d'hématuries accompagnées de crises douloureuses. Au contraire elle peut être tardive : dans le cas de Whipham, elle survient seulement deux jours avant la mort ; dans celui de Schachmann, le malade émit dans ses dernières heures 250 gr. de sang presque pur. Quelquefois l'hématurie est provoquée par un traumatisme ou une maladie infectieuse (pneumonie dans le cas de Michalowicz) ; souvent elle est annoncée par une recrudescence de la douleur lombaire. Le plus souvent, elle accompagne des crises douloureuses analogues aux coliques néphrétiques. Elle peut alterner avec la polyurie.

Il est difficile d'expliquer d'une façon satisfaisante la production de l'hématurie. Rien, dans l'étude anatomique du rein polykystique, n'est en rapport avec l'idée d'une hémorrhagie rénale. On ne voit pas bien quelle partie de la tumeur kystique pourrait saigner : car, cette tumeur n'a aucun rapport avec le cancer ou le sarcome du rein, dans lesquels il y a ulcération du tissu rénal et de la tumeur elle-même qui est plus ou moins vasculaire ; rien de vasculaire dans le rein prolykystique. Pourtant, nous avons vu qu'il se fait des exhalations sanguines dans l'intérieur des kystes, puisque leurs liquides ont un aspect plus ou moins chocolat : peut-être se fait-il une hémorrhagie analogue du côté du bassinet. Peut-être les hématuries viennent-elles d'une simple congestion de l'organe, pathogénie qui est admise par certains auteurs pour les autres tumeurs du rein.

Hypertrophie du cœur. — Cette hypertrophie est un signe très fréquemment noté. Elle prédomine sur le ventricule gauche, comme dans la néphrite interstitielle. La pointe est abaissée, et bat dans le 6ᵉ espace intercostal ; l'aire précordiale est augmentée, la pointe bat fortement. A l'auscultation, on note quelquefois une accentuation du deuxième ton aortique (Strübing), quelquefois un souffle aortique (Orrillard) ; enfin même, dans certains cas, un bruit de galop (Delore, Bensade, Michel). En somme ce sont des symptômes cardiaque absolument analogues à ceux de la néphrite interstitielle.

Hypertension artérielle. — Quelques auteurs ont noté que le pouls était dur et tendu. Ce phénomène est en rapport avec l'état du cœur. La tension artérielle, examinée dans trois cas s'est montrée assez élevée (20 centimètres de mercure dans le cas de Ménétrier et Aubertin) et cette hypertension est assez analogue à celle de la néphrite interstitielle, et en rapport sans doute avec l'imperméabilité rénale.

Perméabilité rénale. — En effet, dans le seul cas où elle ait été examinée (Ménétrier et Aubertin), la perméabilité rénale s'est montrée notablement diminuée : un gramme d'iodure de potassium apparut dans les urines vingt-cinq minutes après l'ingestion, en quantité assez faible d'abord, puis augmenta et atteignit son maximum à la quatorzième heure ; l'élimination se continua en restant d'une intensité moyenne et à peu près constante, les deuxième et troisième jours ; elle n'était complètement terminée que le quatrième jour, à la quatre-vingt dixième heure seulement. Si l'on considère que, normalement, une telle quantité d'iodure atteint son maximum d'élimination de la troisième à la sixième heure et se prolonge rarement après 30 heures, on voit qu'il y a rétention considérable de l'iodure dans l'organisme, et que s'il n'y a pas de retard dans l'apparition du médicament dans les urines, le moment du maximum d'élimination a été considérablement retardé (quatorzième heure au lieu de la quatrième). Les choses se passent exactement de même que dans la néphrite chronique à forme artérielle.

Les mêmes auteurs ont également recherché si l'iodure traversait les parois kystiques. Dans le liquide retiré par ponction pendant la vie, il leur a été impossible de retrouver le médicament par le procédé habituel (acide azotique et chloroforme). Mais, après la mort, en opérant sur une plus grande quantité de liquide et en employant des procédés plus sensibles, ils ont pu constater sa présence en petite quantité dans le liquide kystique, près de huit jours après l'ingestion.

Tous les symptômes de la néphrite interstitielle sont donc réunis au grand complet : polyurie, albuminurie, œdèmes peu marqués, hypertrophie cardiaque, hyperension artérielle, imperméabilité rénale ; et, ce fait est si frappant, que, dans la majorité des observations, c'est le diagnostic de néphrite qui a été porté durant la vie, quand les malades ont pu être suivis pendant quelque temps.

Mais, à ces symptômes, il faut en ajouter d'autres, qui font souvent défaut, comme signes fonctionnels, mais qui doivent exister dans tous les cas comme signes physiques : ce sont les signes dus à la présence de la tumeur.

II. — Symptomes de tumeur rénale

Ce que nous avons dit de la tumeur bilatérale, au chapitre de l'anatomie pathologique, nous dispensera de nous étendre longuement sur la description des tumeurs, sous peine de nous répéter.

Si l'on ne sent pas la tumeur même, on peut avoir seulement la sensation de résistance dans la région rénale. C'est, on le conçoit, le symptôme le plus important de la maladie, car il est le seul pathognomonique, et, s'il est assez rarement noté par les observateurs, c'est parce que, aucun signe fonctionnel n'attirant l'attention de ce côté, on a oublié de palper la région rénale. Comme toutes les tumeurs du rein, celle-ci proémine vers l'avant. Le ventre est quelquefois volumineux et distendu ; il est asymétriquement développé quand un des reins kystiques est notablement plus volumineux que l'autre : dans le cas de Rose, une énorme tumeur fluctuante remplissait tout le flanc gauche, occupant l'hypocondre et dépassant la ligne médiane.

Par la palpation, on pourra sentir une tuméfaction bosselée assez dure, rénitente, rarement fluctuante, généralement indolore. Elle descend souvent jusque dans la fosse iliaque; sur les côtés, elle est facile à sentir sous les fosses côtes. Cette tuméfaction s'avance presque jusqu'à la ligne médiane. Elle n'est pas influencée par les mouvements respiratoires et ne présente généralement pas le ballottement rénal.

Tandis qu'on trouve d'ordinaire facilement l'un des reins polykystiques, le second est en général beaucoup plus difficile à découvrir. Cependant, en explorant le côté opposé à celui qui est le siège de la tumeur la plus accessible — et il faudra toujours penser à faire cette exploration — on trouvera très fréquemment une tumeur nouvelle, symétrique à la première, quoique souvent moins volumineuse et plus profondément cachée sous les fausses côtes. Pour la percevoir, il faudra exercer une large pression en déprimant fortement la paroi abdominale.

En haut, les reins dégénérés se cachent, sous le foie, à droite, et sous la rate, à gauche : de ce côté il est particulièrement difficile de distinguer la matité des deux organes.

La percussion sera de peu de secours, du moins en avant où le rein dégénéré est presque toujours recouvert par le colon dont la sonorité cache la matité rénale, Sur les côtés, elle pourra cependant aider à préciser les limites de la tumeur.

Il est possible que la phonendoscopie puisse rendre des services, mais ces moyens d'investigation ne valent pas le plus simple de tous : la palpation, qui est généralement très suffisante pour faire découvrir le rein polykystique.

Dans 22 cas, la tumeur était sentie des deux côtés ; dans 18, elle n'est notée que d'un seul côté. On voit que c'est là une circonstance assez fréquente, et que, souvent, l'une des tumeurs, plus superficielle ou plus volumineuse, est seule à attirer l'attention. Dans quelques cas, le rein polykystique est caché par l'infiltration du tissu périnéphrétique. Enfin, quelquefois, il est mobile : nous avons rapporté ce cas étrange où il fut pris pour un cancer de l'estomac ; le plus souvent, la mobilité est moins accusée, et la tumeur donne l'impression d'un rein mobile : il en était ainsi dans 11 cas.

Il est rare que la tumeur soit fluctuante (cinq cas) ; le plus souvent, elle est rénitente. Elle a été sentie solide en certains endroits et fluctuante en d'autres, sans doute selon la plus ou moins grande distension des kystes (cas de Dandois) ; ou bien, certains points de la tumeur sont ramollis (Nauwerk et Hufschmid).

Généralement, c'est le rein gauche qui est le plus facilement accessible (27 cas contre 12), ou qui, si les deux tumeurs sont constatées, est trouvé le plus volumineux.

Enfin, on a pu noter l'augmentation de volume de la tumeur pendant le séjour du malade à l'hôpital (Hare, Stiller, Haarer, Kinderlen). Plus intéressante encore est la constatation d'une augmentation de volume de la tumeur, coïncidant avec une période d'anurie plus ou moins accentuée (Vitrac).

Enfin, la tumeur est tantôt douloureuse à la pression (7 cas), tantôt indolore (6 cas).

Douleur. — Elle est très fréquente pour Lejars et présente, un peu atténués, les caractères de la douleur du cancer du rein. Son maximum est dans la région lombaire ou lombo-abdominale. Elle est lancinante ou térébrante et s'irradie souvent vers l'abdomen, la fosse iliaque, le testicule, la cuisse. Quelquefois elle remonte vers le thorax. Elle procède souvent par crises analogues à celles de la colique néphrétique, accompagnées ou non d'hématurie. Dans les cas de Jarman et de Duplay, elle était exaspérée par la station debout et la fatigue, sans doute par suite du tiraillement sur le pédicule rénal. Souvent, elle se borne à une sen-

sation de pesanteur dans la région lombaire, une douleur sourde et continue, légèrement exaspérée par la
station debout.

Symptômes de compression. — Les douleurs avec
irradiations dans les membres inférieurs doivent vraisemblablement être rapportées à la compression des
nerfs du plexus lombaire qui sont en rapport avec
la tumeur. Les vaisseaux aussi peuvent être comprimés : C'est ainsi qu'on a noté dans un cas (Duplay),
des *varices* qui seraient apparues quelque temps après
le début des douleurs, d'abord du côté droit, puis du
côté gauche. La tumeur de droite était d'ailleurs la
plus volumineuse, et les varices avaient augmenté en
même temps que les tumeurs. Le développement des
veines sous-cutanées abdominales, rencontré dans une
autre observation (Demantké. Soc. Anat., 1894), rentrent sans doute dans le même ordre de faits.

Ponction exploratrice. — Elle a été pratiquée dans
quatre cas seulement. Dans le cas de Nauwerk et
Hufschmid, le liquide était limpide, jaune clair, légèrement acide et contenait de l'albumine ; dans celui
de Ferron, il était couleur café ; celui de Höhne est
plus intéressant car les tumeurs des deux côtés furent
ponctionnées : d'un côté, liquide trouble, brun foncé,
alcalin et contenant beaucoup d'albumine ; de l'autre,
liquide jaune clair, contenant des cellules épithéliales.
Enfin Ménétrier et Aubertin ont pu retirer de la même
tumeur — et cela par la même ponction — plusieurs
liquides différents contenant tous les éléments de
l'urine : de l'urée (trois à quatre grammes), des chlo-

rures, des phosphates, de l'albumine (de un à douze grammes, selon la teneur du kyste en sang) ; ce liquide, à moins d'épanchement sanguin abondant, était légèrement acide. Il ne contenait pas de cellules épithéliales et fut trouvé bactériologiquement pur.

Dans les quatre cas où elle a été pratiquée, la ponction n'a été suivie d'aucun accident, soit d'ordre urémique, soit d'ordre infectieux.

Elle est donc inoffensive. De plus, elle permet seule un diagnostic ferme dans les cas de rein polykystique : elle ramène en effet un liquide présentant les caractères chimiques de l'urine (1) preuve de l'origine rénale du kyste ; de plus, en permettant de retirer d'une même tumeur plusieurs liquides différents, elle autorise à affirmer une affection polykystique.

Nous pensons, en conséquence, que la ponction peut et doit être faite, toutes les fois qu'on soupçonne l'existence d'un rein polykystique.

Comment devra-t-elle être faite ? On pourra se servir de la seringue de Roux ou de l'appareil Potain. La seringue nous semble préférable, en raison des faibles dimensions de son aiguille ; il ne faut pas oublier en effet que, le plus souvent, on aura à traverser la cavité péritonéale. Quant à l'endroit où la ponction devra être pratiquée, il ne saurait être fixé d'une façon doctrinale. Il sera variable suivant les cas, la tumeur pouvant faire saillie en des régions très diverses. D'une manière gé-

(1) Les caractères physiques, chimiques et histologiques du liquide des kystes ont été complètement étudiés au chapitre anatomie pathologique.

nérale, on préférera la ponction pratiquée — avec toutes les précautions antiseptiques — au-dessous des fausses côtes, et sur le côté plutôt que dans la région abdominale, car on aura moins de chances, dans ces conditions, de traverser le péritoine ou le côlon qui peut ê.re, dans certains cas, aplati au-devant de la tumeur, et difficile à percevoir.

Notons qu'on peut voir, après la ponction, la tumeur s'affaisser notablement, puis reprendre peu à peu en quelques jours son volume primitif.

Examen du foie.— Il ne faut pas espérer rencontrer, dans l'exploration du foie, des renseignements aussi précis que ceux fournis par l'examen des reins. Le foie est, en effet, beaucoup moins souvent hypertrophié que les reins, et, généralement, se cache sous les fausses côtes. Pourtant, l'augmentation de son volume peut être appréciable à la palpation aussi bien qu'à la percussion, comme dans les cas de Claude, Nauwerk et Hufschmid, Paterson, Juhel-Rénoy, Bouchacourt..., et, même, la tumeur peut être assez volumineuse pour remplir une grande partie de l'abdomen (Courbis, Dmochowski et Janowski).

Le diagnostic eût pu être fait d'une façon plus précise dans le cas de Paterson, où la palpation permettait de percevoir des inégalités à la surface de la glande hépatique.

Quelquefois, l'organe est douloureux à la pression, comme dans l'observation de Bouchacourt.

Dans un seul cas (Courbis) la ponction du foie a été pratiquée. On avait une énorme tumeur occupant tout

le flanc droit et on hésitait entre un cancer du rein
et un kyste hydatique du foie. La ponction, faite au ni-
veau du foie, ramena un liquide citrin |ne contenant pas
d'hydatides. L'auteur n'en tira d'ailleurs aucune conclusion au point de vue du diagnostic.

Quant aux autres symptômes de la série hépatique,
ils sont exceptionnels. De même que les kystes hydatiques qui, ne détruisant pas une grande partie du parenchyme, n'amènent pas de signes d'insuffisance hépatique, les kystes du foie ne s'accompagnent d'aucun
trouble apparent de la fonction biliaire : ils ne donnent
pas lieu à la présence de pigments biliaires dans l'urine
et l'ictère n'est noté dans aucune observation.

L'ascite existait seulement dans l'observation de
Courbis.

CHAPITRE VII

Marche et terminaisons.

La terminaison du rein polykystique est toujours la même : c'est l'*urémie*, conséquence fatale de la destruction progressive du parenchyme rénal.

Cette urémie peut survenir spontanément, peu à peu, par suite d'une augmentation progressive des symptômes de néphrite interstitielle, auxquels viennent se joindre successivement les signes de l'insuffisance rénale ; ou bien, elle survient brusquement, causée par une maladie intercurrente ; ou encore, elle est déterminée par une néphrectomie intempestive : dans ce cas, c'est généralement 48 heures ou 3 jours au plus après l'opération que surviennent les phénomènes urémiques (1).

Quand l'urémie s'établit peu à peu, elle affecte le plus généralement la forme gastro-intestinale. Dans ce cas, les vomissements sont de beaucoup le phénomène le plus fréquent (31 cas) ; la diarrhée est plus rare

(1) Cas de Pyerson, Fowler, Bergmann, Clarke, Forbes.

(11 cas) ; elle peut être sanguinolente, comme dans le cas de Taylor. — A ces signes se joignent du pyrosis et une douleur épigastrique semblable à la barre de l'éclampsie.

L'urémie peut aussi affecter la forme nerveuse ; la céphalée est alors le symptôme le plus habituel ; elle est accompagnée de somnolence, d'abattement, d'apathie et de quelques troubles psychiques. L'éclampsie est rare (Ashby, Chotinsky) ; il en est de même de la contracture (forme tétanique) notée par Jaccoud. Les crampes ont été observées par Legrand et Eve.

Les troubles visuels sont fréquents ; amblyopie (Luzzatto), mouches volantes (Haarer, Aubry), rétinite (Pye-Smith). Enfin, de même que dans un grand nombre de cas d'urémie due à d'autres causes, on a signalé le myosis (Hommey).

Tous ces troubles nerveux ne sont que le prélude de la période comateuse, qui est la phase ultime de l'urémie du rein polykystique, comme elle est la terminaison de toutes les urémies.

Les troubles respiratoires sont beaucoup plus rares que les troubles gastro-intestinaux et nerveux : Lejars a noté des crises d'asthme nocturne et une dyspnée continue.

La mort ne survient pas forcément par urémie, mais peut être causée par des maladies intercurrentes, dont les plus souvent notées sont la pneumonie et la broncho-pneumonie. Enfin, nous l'avons déjà fait remarquer, elle est assez fréquemment consécutive à l'hémorrhagie cérébrale.

Dans quelques cas, on a noté la suppuration des kystes ou de l'atmosphère périrénale. Tels sont les faits cités par Lejars, Sternbrück, Orrillard, Stiller, Thiriar. On observe alors des douleurs dans la région lombaire et l'urine peut devenir purulente comme dans le cas de Stiller et d'Orrillard, où un kyste suppuré s'était ouvert dans le bassinet. L'abcès périnéphréti-que a pu s'ouvrir encore dans l'intestin et même dans l'estomac (Thiriar).

Les interventions ont été suivies d'accidents mortels dans les cas de Lejars, Orrillard et Stiller. Dans l'obser-vation de Thiriar, la guérison était survenue spontané-ment à la suite de l'ouverture de l'abcès : la mort ne survint que plus tard et fut consécutive à la néphrec-tomie.

CHAPITRE VIII

Diagnostic.

Le diagnostic de la dégénérescence kystique des reins
est considéré comme presque impossible par les auteurs
classiques : Laveran dit qu'il serait téméraire de le tenter.
Lejars pense qu'il est très difficile à établir, parce qu'il
n'existe aucun signe pathognomonique de la maladie :
à l'époque où parut sa thèse, en effet, on n'avait pas
encore pratiqué la ponction qui, seule, peut donner une
certitude.

Ce diagnostic est pourtant possible, puisqu'il a été
fait onze fois sur le vivant, et qu'il fut, dans ces cas,
contrôlé par l'autopsie. Dans quatre observations seulement, il a été rendu absolument évident par la ponction. Et, non seulement ce diagnostic est possible, mais
nous pensons même que, lorsque les symptômes qui caractérisent l'affection sont au complet, il est relativement facile : il suffit alors de penser au rein polykystique
pour le reconnaître. Rappelons, en effet, que, dans un
certain nombre d'observations, les auteurs notent la

présence d'une ou même de deux tumeurs dans la région rénale, coexistant avec des symptômes de néphrite chronique, sans en tirer aucune conclusion : n'est-il pas évident que, si, dans ces circonstances, on avait pensé à la dégénérescence kystique des reins, le diagnostic eût été probablement très facile à faire ?

Nous croyons que, si le diagnostic a été si rarement fait, c'est qu'on considère à tort le rein polykystique comme une maladie dans la symptomatologie de laquelle les signes dus à la tumeur sont au premier rang, comme une affection à symptomatologie en quelque sorte chirurgicale. Au contraire, le plus souvent, ce n'est pas la tumeur qui attire l'attention, ce sont *les signes de néphrite chronique*, et généralement l'urémie. *La tumeur doit être cherchée*, car d'ordinaire elle n'attire pas l'attention.

Il faut donc penser au rein polykystique à propos de toute affection dans laquelle on observe des signes de néphrite chronique un peu atypiques ; ou quand des symptômes d'urémie rapide dominent la scène ; ou au cas de douleurs lombaires moins caractérisées que celles de la colique néphrétique et quelquefois accompagnées d'hématuries ; dans le cas de tumeurs rénales ne présentant pas nettement la symptomatologie du cancer, du sarcome, de l'hydronéphrose ou de la pyonéphrose ; enfin et surtout, bien entendu, dans toute tumeur rénale bilatérale.

La bilatéralité de la tumeur est, en effet, avons-nous dit, un signe capital. Mais il faut reconnaître qu'il manque souvent et que l'un des reins est, soit moins volumineux, soit plus profondément caché que l'autre, de sorte qu'il passe inaperçu, du moins à une investigation superficielle, et qu'on ne voit de la maladie qu'une tumeur unilatérale.

Ainsi s'expliquent les erreurs de diagnostic commises avec l'hydronéphrose, la pyonéphrose, la tuberculose rénale et le cancer du rein.

Le diagnostic doit donc être fait avec :

1° Les *néphrites chroniques* et en particulier la néphrite interstitielle. Il est bien entendu que, si rien n'attire l'attention sur la possibilité d'une tumeur rénale, ni douleurs, ni gêne dans le flanc, on sera très excusable de ne point penser au rein polykystique dans une affection dont la symptomatologie est simplement celle d'une néphrite compliquée ou non d'accidents urémiques. Aussi serait-il exagéré de dire : il faut palper la région rénale chez tout malade atteint de symptômes de néphrite ; mais il nous semble rationnel de dire : il faut palper la région rénale chez tout malade atteint d'urémie aiguë ou subaiguë. On sait, en effet, que l'urémie n'est pas forcément l'aboutissant d'une néphrite, mais qu'elle peut être due : à une hydronéphrose avec urémie ; à une pyonéphrose double, comme dans le cas de cancer de l'utérus ; et nous ajouterons, à la dégénérescence polykystique des reins.

Dans toutes ces affections, la palpation permettra d'assurer le diagnostic et de l'affirmer ensuite par la constatation d'unilatéralité ou de bilatéralité ; la ponction lèvera tous les doutes.

2° L'*Hydronéphrose* tumeur unilatérale, généralement moins volumineuse que le rein polykystique, non bosselée, plus souvent fluctuante. On pourra pratiquer le catéthérisme des uretères pour s'assurer qu'un des reins est fonctionnellement détruit.

La ponction — au cas d'hydronéphrose — ne donne pas — sauf de rares exceptions — de liquide sanglant, et souvent, le liquide se rapproche plus de la composition normale de l'urine que celui du rein polykystique, du moins quand l'hydronéphrose est relativement récente.

3° La *lithiase rénale* dont l'accident principal, la colique néphrétique, est souvent simulé plus ou moins complètement par les crises douloureuses du rein kystique. Mais, dans les cas de lithiase rénale. la tuméfaction du rein est d'abord beaucoup plus douloureuse à la pression, et ensuite elle n'existe que pendant la crise. Après la cessation de la douleur, elle disparaît. D'ailleurs cette tuméfaction manque souvent : ce n'est pas une véritable tumeur comme le rein kystique. Enfin, les symptômes sont encore ici strictement unilatéraux, du moins les symptômes physiques, car on sait que, par réflexe réno-rénal, la douleur peut se propager au rein du côté sain. Ajoutons que l'hématurie est plus constante.; que l'anurie est plus intense pendant la colique ; que la douleur le long de la verge est très marquée et qu'on peut retrouver. dans l'urine émise après la crise, des calculs qui assurent le diagnostic.

4° Le *rein mobile*. La confusion de la tumeur polykystique avec le rein mobile a été commise plusieurs fois, quand l'un des reins, perdant ses connexions avec la loge rénale, descendait vers la fosse iliaque. Une chose qui prête à la confusion, ce sont les douleurs que provoque le rein mobile et qui sont parfois assez semblables à celles que détermine le rein polykystique : gêne ou pesanteur douloureuse surtout marquée dans la station debout. Mais, la tumeur est unilatérale, *réductible dans la fosse lombaire*, et ne s'accompagne d'aucun symptôme de néphrite.

5° La *pyonéphrose* s'accompagne généralement de symptômes de suppuration : fièvre plus ou moins intense et surtout purulence des urines. La tumeur est unilatérale, et la ponction, si on la pratique, ramène un liquide purulent ou séro-purulent.

Ici, ce sont les signes d'infection et non les signes de néphrite qui occupent le premier plan.

6° Le *cancer du rein* est unilatéral. Il a une marche beaucoup plus rapide et s'accompagne, surtout s'il s'agit d'épithélioma, d'une cachexie précoce ; il augmente très rapidement de volume et, surtout en cas de sarcome, peut atteindre des dimensions énormes. Enfin ici, l'hématurie est constante, abondante, répétée ; elle peut arriver à anémier le malade et à constituer un danger par elle-même. Les douleurs, qui peuvent manquer, sont cependant en général très intenses.

7° Mentionnons enfin les *tumeurs de la rate*, le *kyste hydatique de cet organe*, le *kyste hydatique du foie*, pédiculé dans sa forme postéro-inférieure, qui peut arriver à simuler une tumeur rénale, au point de présenter le phénomène du ballottement ; le *kyste hydatique du rein*, unilatéral, unique, beaucoup plus rare d'ailleurs que la maladie kystique, et dont le diagnostic ne pourrait guère être établi que par la ponction. La recherche du frémissement, en effet, ne donnera guère de résultat, dans les kystes à échinocoques.

Enfin, on a noté comme autres causes d'erreur, des kystes du mésentère, du pancréas et toutes les tumeurs de l'abdomen, même les kystes de l'ovaire : mais ce sont là des erreurs de diagnostic qu'on aura bien rarement l'occasion de commettre.

CHAPITRE VIII

Pronostic et Traitement

Le pronostic de cette affection est grave, puisque aucun cas de guérison n'a été publié. Le rein polykystique tue fatalement, mais il faut remarquer qu'il tue plus ou moins vite et que la survie est quelquefois fort longue : que, même, il est, pendant longtemps, compatible avec la vie, puisque les cas ne sont pas rares où la mort a été causée par une affection intercurrente n'ayant aucun rapport avec la maladie polykystique.

La néphrectomie est absolument contre-indiquée : sur ce point l'accord est fait depuis longtemps et des cas de mort rapide par urémie suivant de près les opérations sont très éloquents. Dans d'autres cas (Tuffier), la mort est survenue par hémorrhagie secondaire.

Certains auteurs ont conseillé la néphrotomie avec évacuation des kystes. Nous avouons ne pas saisir l'utilité de cette opération, étant donné que le liquide semble se reproduire avec la plus grande rapidité après l'évacuation, comme l'ont observé Ménétrier et Aubertin.

Nous croyons donc qu'il faut s'en tenir à une thérapeutique médicale et traiter les malades comme s'ils étaient atteints seulement d'une néphrite chronique. Le régime lacté, quand l'albuminurie est abondante et quand les phénomènes urémiques semblent imminents, sera la base du traitement. Si les accidents urémiques sont établis, la saignée pourra trouver son indication.

Au point de vue local, on peut soulager les douleurs par les moyens habituels : cocaïne, morphine, etc. — Dans certains cas, l'évacuation des kystes par ponction a été suivie d'un amendement des phénomènes douloureux ; soit que la tumeur, étant moins tendue, comprimait moins les organes voisins, soit qu'il y eût là un effet purement psychique. Mais ce n'est là qu'une thérapeutique grossière, le liquide se reproduisant dans les kystes avec la plus grande facilité.

Cependant, en cas de suppuration, il y aurait lieu de pratiquer la néphrectomie et d'inciser l'abcès, bien que le cas de Lejars ne soit guère encourageant, la mort étant survenue peu de temps après l'opération.

OBSERVATIONS

I

CAS DIAGNOSTIQUÉS PENDANT LA VIE

Observation I

Ménétrier et Aubertin, *Société médicale des Hôpitaux*
25 avril 1902.

Claire C..., domestique, âgée de quarante-neuf ans, entre le 7 novembre 1901, dans notre service à l'hôpital Tenon, se plaignant de troubles digestifs et de douleurs au niveau du flanc gauche.

Elle donne peu de renseignements sur ses antécédents héréditaires. Elle a eu une enfance souffreteuse. A trois ans elle aurait eu le carreau ; à sept ans, une angine couenneuse ; à vingt-quatre ans, la fièvre typhoïde. Elle est célibataire, n'a jamais eu d'enfant ni de fausse couche ; sa ménopause est survenue il y a quatre ans sans troubles notables.

Il est difficile de préciser le début de sa maladie actuelle. A trente-huit ans, elle a eu, pour la première fois, des palpitations, et depuis elle s'est souvent plainte du cœur. Il y a trois ans, elle a été soignée dans un autre service à l'hôpital Tenon pour albuminurie. Il est probable qu'à ce moment on avait constaté une tumeur dans la région rénale, puisqu'on parla de rein mobile et qu'on la fit examiner par un chirurgien. Mais c'est surtout depuis quelques mois qu'elle souffre. Elle se plaint de douleurs très intenses, tantôt nettement localisées dans la région des reins, surtout du côté gauche, tantôt s'irradiant dans diverses régions de l'abdomen. Elle a, de plus, des troubles gastriques, des vomissements assez intenses pour entraver sérieusement son alimentation, aussi aurait-elle notablement maigri depuis quelques mois.

L'examen de la malade montre deux ordres de symptômes. D'une part, les signes rationnels d'une néphrite assez avancée pour mettre la malade en imminence d'urémie ; d'autre part, la présence de deux tumeurs volumineuses dans les régions rénales.

Les urines sont peu abondantes. Leur quantité moyenne est de 700 à 800 grammes et n'a jamais dépassé 1 lit. 1/2. Cette urine est trouble et contient une quantité notable d'albumine qui a varié de 2 à 3 grammes par litre pendant toute la durée de la maladie.

Voici le résultat d'une analyse faite le 18 novembre, une dizaine de jours après l'entrée de la malade dans le service, par conséquent avant la période d'urémie confirmée :

Volume en 24 heures......	650 c. c.
Réaction.................	légèrement acide.
Couleur.................	jaune.
Aspect	trouble.
Densité.................	1018.

Eléments normaux.

	Par litre.	En 24 heures.
Urée.................	$8^g 82$	$5^g 73$
Acide urique.........	0 35	0 22
Chlorures (en NaCl)...	2 40	1 56
Phosphates (en $P^2 O^3$)..	1 90	1 23

Eléments anormaux

	Par litre.	En 24 heures.
Albumine.............	2ᵍ68	1ᵍ69
Sucre	Néant.	
Pigments biliaires....	—	
Acétone.............	—	

L'examen histologique du dépôt de l'urine montre la présence de leucocytes dégénérés et de nombreux microbes. Il y a en effet un léger degré de cystite.

A aucun moment, nous n'avons trouvé de sang dans l'urine. Mais la malade dit avoir eu autrefois des hématuries.

L'examen du cœur montre que le ventricule gauche est hypertrophié. La pointe bat dans le 6e espace intercostal. Pas de bruit de galop.

Le pouls est fort, dur, vibrant. La tension artérielle est de 28 cm. de mercure.

Les poumons présentent quelques râles de bronchite généralisée. Pas de stase aux bases, pas de dyspnée.

Le foie dépasse légèrement les fausses côtes.

Les troubles digestifs sont très peu marqués.

La malade a tous les jours des vomissements bilieux ou alimentaires. Elle est mise au régime lacté absolu. Les vomissements persistent cependant ; elle vomit son lait en partie, même glacé. Pas de diarrhée ; la malade est au contraire constipée. La langue est sale et chargée ; l'haleine légèrement fétide.

Il existe un très léger œdème malléolaire. Pas de bouffissure de la face.

Pas de fièvre. La température est plutôt au-dessous de la normale et oscille entre 36° et 36°7, dépassant rarement ce chiffre.

L'examen du sang montre l'existence d'une anémie assez intense (2.951.200 globules rouges).

Les leucocytes sont sensiblement normaux comme nombre (8.680) et comme équilibre leucocytaire.

La malade présente donc tous les signes rationnels d'une néphrite chronique arrivée à la période d'insuffisance rénale, en imminence d'urémie. Mais elle se plaint également de douleurs dans le flanc gauche et l'examen de cette région nous révèle la présence d'une volumineuse tumeur.

Cette tumeur, facilement accessible à la palpation, occupe tout le flanc gauche, remonte en haut sous les fausses côtes, et en bas se prolonge jusque dans la fosse iliaque. Mais à la percussion, on ne peut, en haut, séparer sa matité de celle de la rate. Elle est sensible à la pression, surtout dans sa région antérieure. Sa forme est irrégulière ; elle semble formée de masses hémisphériques accolées, avec une saillie plus prononcée des bosselures moyennes, qui sont aussi plus douloureuses. Sa consistance est dure, rénitente, élastique, sans qu'on puisse cependant obtenir de fluctuation véritable. Elle n'est pas influencée par les mouvements respiratoires. La masse s'enfonce profondément dans la région rénale et détermine une réplétion de la partie postérieure du flanc, appréciable à la palpation bimanuelle.

En palpant l'abdomen, dans la région symétrique, on découvre une seconde tumeur dont la saillie antérieure se perçoit juste au-dessous du foie. Elle est située plus profondément que la tumeur du côté gauche recouverte par le côlon qui la masque parfois quand il est obstrué par des matières fécales, et semble beaucoup moins volumineuse, bien que sa situation profonde nous empêchât de nous prononcer sur son volume réel. En réalité, comme l'autopsie le démontra, le volume était sensiblement égal à celui de l'autre tumeur. Elle était également immobile mais moins sensible à la pression.

La constatation de ces deux tumeurs symétriques dans la région rénale, coexistant avec les symptômes d'une néphrite chronique, nous fit porter le diagnostic probable de dégénérescence kystique des reins.

Ponctions. — Une première ponction fut pratiquée le 13 novembre dans la tumeur gauche à l'aide de la seringue de Roux, Elle ne ramena que 10 centimètres cubes d'un liquide couleur café au lait. dont l'analyse donna les résultats suivants :

Urée, 4 grammes par litre : chlorures, phosphates, albumine, sang, constatés mais non dosés.

L'examen histologique montra des globules rouges déformés, quelques globules blancs, des cristaux phosphatiques, mais pas de cellules épithéliales.

Le liquide fut semé sur gélose et se montra stérile.

Le 25 novembre, on fit une seconde ponction avec la seringue de Roux, et cette ponction montra indubitablement qu'on avait affaire à une tumeur réellement polykystique. En effet, après avoir aspiré une certaine quantité d'un liquide noirâtre, voyant qu'aucun liquide n'était plus aspiré, nous enfonçâmes l'aiguille de quelques centimètres dans la même direction, et la seringue ramena un liquide différent du prèmier, et d'une couleur jaune brun, beaucoup plus claire. Il était donc évident que nous avions vidé un premier kyste, puis que nous avions ensuite pénétré dans un second de contenu moins hématique. La ponction était pratiquée au même endroit que celle du 13 novembre, il était probable que nous étions tombés d'abord dans le même kyste, dont le contenu était devenu plus hématique à la suite d'un épanchement sanguin dù à la première ponction.

Voici l'analyse de ces deux liquides retirés le même jour ; ils diffèrent non seulement par leur teneur en sang, mais par la proportion des différents éléments de l'urine, proportion qui s'éloigne peu de celle du premier liquide.

	1er kyste	2e kyste
Volume............	20 cc.	13 cc.
Aspect............	Brun noirâtre, café.	Jaune brun.
Réaction..........	Légèrement acide.	Légèrement acide
Urée..............	4 gr. 3	3,12 par litre.
Chlorures (en NaCl).	6 48	5,40 —
Phosphate........	1 40	0,90 —

Acide urique... ...	Néant	Néant.
Albumine.........	12 gr. 25	4 gr. 30 par litre.
Glucose..........	Néant	Néant.
Sang............	Présence	Présence.

La quantité d'albumine, beaucoup plus considérable dans le premier kyste, est évidemment en rapport avec sa plus forte teneur en sang.

L'examen histologique montra dans le premier liquide une très forte proportion de globules rouges et quelques globules blancs ; dans le second liquide, les globules rouges et blancs étaient en proportion à peu près égale ; les leucocytes étaient en dégénérescence graisseuse. On trouvait également dans le second liquide des granulations graisseuses libres. Pas de cellules épithéliales.

Le 3 décembre, une nouvelle ponction vida le contenu de trois kystes différents en ramenant trois liquides de composition analogue :

	1er kyste	2e kyste	3e kyste
Couleur..........	Brun foncé.	Brun foncé.	Jaune verdâtre
Volume..........	52 cmc.	16 cmc.	13 cmc.
Densité..........	1025	1030	1023.
Réaction........	Neutre.	Neutre,	Faiblem. acide
Point cryoscopique	58	60	54.
Sucre...........	Néant.	Néant.	Néant.
Albumine........	3 gr. 92	3 gr. 90	0.88.
Urée...........	3 20	2 50	3,60.
Acide urique......	Présence.	Présence.	Présence.
Chlorures........	3,498	4,664	5,837.
Phosphates......	1,20	1,23	1,115 —
Sang...........	Présence.	Présence.	Traces.

Ici encore, les liquides sont d'autant moins acides et contiennent d'autant plus d'albumine qu'ils sont plus hématiques.

C'est le troisième liquide dont la composition se rapproche le plus de celle de l'urine.

Cette évacuation, plus abondante que les précédentes, fut suivie d'une légère augmentation de la sécrétion urinaire : la quantité d'urine monta à 1,500 grammes. Mais les phénomènes d'intolérance gastrique persistèrent ainsi que la céphalée.

D'ailleurs, après chaque ponction, la tumeur revenait à son volume avec une grande rapidité.

L'état de l'excrétion rénale a été recherché à la suite d'ingestion de 1 gramme d'iodure de potassium. L'iodure apparut dans les urines vingt-cinq minutes après l'ingestion, en quantité assez faible d'abord, puis augmenta et atteignit rapidement son maximum à la quatorzième heure ; l'élimination se continua en restant d'une intensité moyenne et à peu près constante les deuxième et troisième jours. Elle n'était complètement terminée que le quatrième jour à la quatre-vingt-dixième heure seulement. Donc, pas de retard appréciable dans le début de l'élimination, mais allongement considérable de la durée de cette élimination.

Il était intéressant de rechercher si l'iodure ingéré passait également dans le liquide des kystes. La petite quantité de liquide retiré par ponction ne permit pas d'obtenir de résultat probant pendant la vie. Mais à l'autopsie, en recueillant à l'incision des reins une beaucoup plus grande quantité de liquide kystique, on a pu constater les réactions caractéristiques de la présence de l'iodure dans ces sécrétions. Cette recherche, comme toutes les analyses que nous avons rapportées ci-dessus a été pratiquée par M. Bonnin, interne en pharmacie du service.

Cependant, l'état général allait toujours en s'aggravant. Les vomissements continuent. Le 1er décembre, la malade se plaint de fortes douleurs abdominales, les vomissements augmentent. Le 15, les douleurs sont de plus en plus intenses, et il s'y joint des crises de dyspnée paroxystique. Le 16, la dyspnée est plus forte, les vomissements incessants, les douleurs abdominales intenses, d'ailleurs non localisées aux tumeurs kystiques : il n'y a aucun signe de suppuration de ce côté. Pas de fièvre.

L'urémie se confirme de plus en plus : la malade a des épistaxis abondantes, de l'incontinence des urines et des matières, enfin de l'agitation et du délire.

Le lendemain, la malade s'affaiblit de plus en plus et tombe dans le coma : elle meurt le 16 à 5 heures du matin.

Autopsie. — Le 10 décembre au matin.

Les deux *reins* forment symétriquement dans l'abdomen deux masses volumineuses qui remplissent complètement les régions des flancs, remontent dans les hypochondres en refoulant le foie et la rate, descendent en bas jusque dans les fosses iliaques, et empiètent en dedans sur la région médiane, où elles sont seulement séparées par les vaisseaux aorte et veine cave, et l'insertion du mésentère.

L'un et l'autre sont surmontés par les capsules surrénales de configuration normale et non adhérentes.

Ils sont croisés à leur face antérieure, à droite par le cæcum et le côlon ascendant, à gauche par le côlon descendant, ce dernier légèrement adhérent à la partie antéro-externe de la tumeur gauche et comprimé contre la paroi abdominale.

Les reins ainsi altérés, forment des masses ovoïdes, à grand diamètre vertical, à surface bosselée, et manifestement composées de kystes de tout volume, agglomérés et remplis de liquide. Le rein gauche pèse 1.250 grammes, sa longueur est de 22 centimères, sa largeur de 12 centimères, sa circonférence au niveau du hile de 35 centimètres. Le rein droit pèse 1.100 gr. sa longueur est de 23 centimètres, sa largeur de 11 centimètres, sa circonférence de 30 centimètres.

En coupe, le rein gauche présente la transformation kystique à son degré le plus complet, puisqu'on n'y trouve à peu près en aucun point de parenchyme solide, et que toute la masse est exclusivement formée de kystes accolés. De volume variable, les plus gros de ces kystes atteignent les dimensions d'une mandarine, les plus petits ne dépassent pas celles d'un pois, d'une lentille et même moins encore. Le contenu en est variable, liquides jaune brunâtre clair, ou plus foncé, café, bière forte, chocolat; ces derniers, franchement hématiques, paraissent être les kystes ponctionnés peudant la vie. Dans quelques kystes, le contenu est une masse, pâteuse, grisâtre, semblable à du mastic. Au centre de la masse, le bassinet dilaté, communiquant librement avec l'uretère, forme une poche à parois minces, assez semblable aux autres cavités, mais plus irrégulière et où il est difficile de reconnaître les dispositions normales des calices et des papilles. On arrive cependant à retrouver les vestiges de six papilles et l'on constate qu'à ce niveau la substance pyramidale, complètement transformée, n'est plus représentée que par une mince membrane séparant la cavité du bassinet de celle d'un kyste. Ce rein ne renferme donc plus d'organe sécréteur et tout au plus peut-il y avoir transsudation du liquide des kystes dans la cavité du bassinet au travers de la membrane amincie qui remplace les papilles.

Dans le rein droit, et bien qu'extérieurement l'apparence kystique soit à peu près la même, que l'organe apparaisse également comme un conglomérat de kystes formant des poches de toutes dimensions, on reconnaît toutefois à la coupe que, d'une manière générale, les kystes sont moins volumineux; leur contenu est généralement plus jaune, plus transparent, plus semblable à l'urine, enfin et surtout il y a encore des portions de parenchyme rénal, sinon intact, du moins reconnaissable. Ainsi, après ouverture du bassinet, on constate qu'au fond de quatre calices, il existe encore des papilles relativement saines et qui correspondent à des pyramides de Malpighi où le tissu rénal solide prédomine, mêlé seulement de petits kystes miliaires ou lenticulaires, et de même, dans la zone corticale avoisinante, bien que les kystes soient déjà plus gros et plus nombreux, il y a entre eûx une certaine portion de tissu conservé. Ces quatre pyramides et leur territoire cortical sont, du reste, autant qu'on peut juger, les seules portions de l'appareil urinaire dans lesquelles la fonction ait pu encore s'exercer d'une manière quelconque. Ces données de l'examen à l'œil nu seront du reste confirmées et complétées par l'étude microscopique.

Aucune altération des *ganglions* du hile ou des régions avoisinantes.

Les *uretères* sont l'un et l'autre légèrement dilatés sur tout leur parcours ; on ne trouve, ni à leur origine au bassinet, ni à leur terminaison vésicale, aucune cause d'obstacle au cours de l'urine.

La *vessie*, très vaste, avec quelques épaississements musculaires en forme de colonnes, présente une légère injection vasculaire de sa muqueuse, en rapport avec le catarrhe purulent dont elle était le siège dans les derniers temps. On y trouve, en outre, sur le bas-fond, entre les origines des uretères et de l'urètre, des groupes de kystes à contenu transparent, tout petits, semblables comme apparence aux vésicules des sudamina et n'en dépassant pas les dimensions.

Le *foie* paraît sain, il pèse 1.450 grammes. Sa couleur est légèrement jaunâtre ; sur aucune coupe on ne voit de dilatation kystique apparente à l'œil nu. La vésicule contient une bile jaune. Les grosses voies biliaires sont perméables.

Le *pancréas* est sain. La *rate* également. Son poids est de 132 grammes.

L'*estomac* est rétracté ; la muqueuse, plissée, assez bien conservée, est recouverte de cette couche épaisse de mucus habituelle dans l'estomac des urémiques.

Les *intestins* sont sains. L'*utérus* est légèrement atrophié. L'*ovaire* droit présente quelques petits kystes.

Le *cœur*, débarrassé de ses caillots, pèse 310 grammes. Il y a une hypertrophie manifeste du ventricule gauche, dont la paroi mesure 2 centimètres à sa partie moyenne. Le ventricule droit est sain. Pas de lésions des orifices ni des valvules, aorte saine.

Les *plèvres* sont libres. Les deux *poumons* sont œdémateux dans leur partie postéro-inférieure, et très emphysémateux dans les régions antéro-supérieures. Pas de tuberculose.

EXAMEN HISTOLOGIQUE. — *Reins.* — Des coupes multipliées des diverses parties des deux reins nous montrent tous les degrés des lésions ; relativement moins avancées dans le rein droit, où l'on peut reconnaître les parties constituantes de l'appareil rénal, pyramides, substance corticale, papilles ; à leur degré extrême dans le rein gauche, où il n'existe plus que des kystes. Nous décrirons séparément chacune d'elles.

1° *Rein droit, région de la pyramide et de la papille.* — Le tissu, qui paraissait compact à l'œil nu, est néanmoins parsemé de kystes, généralement de petit volume, ayant au plus 3 à 4 millimètres de diamètre, la plupart 1 millimètre ou 1 mill. 1/2. Les tubes droits sont difficiles à suivre suivant leur longueur, déviés le plus souvent par le voisinage des kystes. On peut cependant par places trouver leur abouchement dans la cavité du bassinet, et constater qu'à ce niveau ils ne sont nullement rétrécis, mais s'ouvrent largement à plein canal. Au niveau de la muqueuse du bassinet le revêtement épithélial stratifié est en partie desquamé ; au-dessous, le tissu conjonctif présente une dilatation générale des capillaires sanguins avec une diapédèse leucocytique très abondante, mais toute superficielle, et probablement en rapport avec un certain degré de pyélite par une infection ascendante ultime et consécutive à la cystite.

Les tubes droits sont presque tous légèrement dilatés sur toute leur longueur. Ils sont tapissés d'un revêtement épithélial cylindrique assez bas, à noyau ovoïde ; quelques-uns renferment des cellules desquamées, des détritus albumineux coagulés par les réactifs et quelques leucocytes en diapédèse. La membrane propre est normale.

Les kystes, qui paraissent formés aux dépens de tubes droits, partie oblitérés et partie dilatés, présentent un revêtement cylindrique dans les petits, cubique dans les moyens, aplati, avec noyau saillant au-dessus du protoplasma, dans les plus grands. Quelques-uns renferment des leucocytes, surtout près de la surface du bassinet, d'autres des coagula albumineux ; la plupart sont vides.

Le tissu conjonctif qui sépare les tubes est assez abondant pour égaler entre eux le diamètre de ceux-ci. Il est formé de tissu conjonctif lâche, et, en dehors de la région superficielle de la papille, ne renferme pas de vaisseaux dilatés ni de leucocytes en diapédèse. On y trouve par places des vestiges de tubes droits atrophiés. Au pourtour des plus gros kystes, il prend une apparence plus fibreuse.

2° *Rein droit, substance corticale, portions solides.* — A un faible grossissement, et en outre des kystes de petit ou de moyen volume qui se rencontrent dans cette partie relativement compacte du parenchyme, ce qui frappe d'abord, c'est la dilatation générale de tous les tubuli, coupés en travers, obliquement, ou en long sur quelques parcours, et qui donne à la coupe l'aspect d'un tissu caverneux. Les tubuli paraissent donc dilatés sur tout leur parcours, et si, en raison de leurs courbures, il est impossible de les suivre sur une longueur notable, du moins des groupements de dilatations juxtaposées en série, et qui se retrouvent en nombre de points, semblent bien correspondre à un même tube, intéressé par la coupe dans ses sinuosités successives.

Au contraire, les cavités des capsules de Bowmann paraissent à peu près demeurées normales, ou à peine dilatées, et nous n'avons trouvé nulle part d'altérations progressives permettant de penser que des kystes se soient formés à leurs dépens.

Le revêtement épithélial des tubes ne présente en aucun point et sur aucune coupe l'apparence du revêtement normal des tubes contournés, l'épithélium le plus hautement différencié de l'appareil urinaire. Les cellules ont perdu leur aspect trouble, leurs granulations, et leur protoplasma est devenu plus homogène ; leurs dimensions sont réduites ; c'est un épithélium tantôt prismatique ou cylindrique bas, plus souvent cubique ; ses dimensions verticales n'excèdent pas les transversales, et le noyau, resté volumineux, occupe exactement le centre de l'élément. Tantôt enfin, l'aplatissement plus prononcé fait que le protoplasma se déprime tout autour du noyau qui reste la partie la plus saillante. Toutes ces modifications correspondent en somme à la perte des caractères de différenciation de l'épithélium des tubuli, qui devient plus ou moins complètement semblable, morphologiquement tout au moins, à l'épithélium indifférent des tubes d'excrétion. Ces modifications sont d'autant plus accusées que les tubes ont subi une dilatation plus grande et se montrent à leur maximum dans les formations kystiques. En dehors de l'épithélium, la paroi des tubuli est formée par la membrane propre non modifiée. Au niveau des kystes, l'épithélium repose sur une couche généralement mince de tissu fibreux; le revêtement de ces kystes est une couche unique et continue de cellules épithéliales aplaties, sans saillies ni végétations d'aucune sorte.

Les kystes et les tubes sont généralement vides ; quelquesuns renferment des exsudats albumineux coagulés par les réactifs.

Les tubuli sont séparés par un tissu conjonctif très irrégulièrement réparti ; peu épais entre les tubes dilatés, il est formé d'un tissu conjonctif lâche avec d'assez nombreuses cellules fusiformes ; par places, au contraire, il s'agglomère en bandes ou îlots où la substance intercellulaire devient plus dense, et, dans ces portions, on trouve des tubuli atrophiés ou des vestiges de tubes et de glomérules également atrophiés en voie de disparition. Autour des kystes, le tissu conjonctif est également plus épais, et c'est surtout dans la zone qui est comprimée par leur développement que se trouvent les prédominances conjonctives, avec atrophie et régression des tubuli. Dans quelques points, il y a une infiltration assez abondante de cellules migratrices dans le tissu interstitiel.

Il n'y a pas de lésions des gros vaisseaux, et, dans les glomérules conservés, les appareils vasculaires paraissent normaux.

En somme, dans cette portion du tissu rénal qui représente le degré le moins avancé de l'altération, les lésions se caractérisent d'une part par la dilatation générale de tous les appareils tubulaires, moins les cavités glomérulaires ; dilatation des tubuli et des tubes droits, sans obstacle à leur abouchement dans le bassinet ; dilatations partielles en forme de kystes de segments de ces tubes, s'accompagnant d'une transformation générale des épithéliums qui partout prennent une apparence identique, se conforment au type des épithéliums des tubes d'excrétion, et se montrent d'autant plus aplatis et modifiés qu'ils appartiennent à des tubes plus dilatés ou à des formations kystiques plus grandes. Parallèlement, il y a augmentation du tissu conjonctif interstitiel, sous forme de tissu conjonctif lâche dans la plupart des points, et ne paraissant pas par conséquent exercer d'action compressive sur les tubes épithéliaux et qui se montre fibreux, avec atrophie des éléments épithéliaux, et glomérulaires inclus surtout dans les points où la dilatation progressive des kystes produit la compression des tissus avoisinants, ce qui donne à penser que la sclérose est secondaire et ne saurait être invoquée comme cause des formations kystiques.

3° *Régions kystiques*. — Celles-ci se présentent à leur maximum dans le rein gauche, et les lésions conformes au processus dont nous venons d'exposer les premières étapes se résument en d'énormes dilatations kystiques avec atrophie fibreuse des tissus interposés.

Le rein gauche est uniquement formé d'une agglomération de kystes de grand, de moyen et de petit volume, et les seules parties du tissu solide sont les parois de ces kystes, parfois un peu épaissies au niveau de leur point de réunion. Il n'y a plus ni substance corticale, ni substance médullaire ; les pyramides ont entièrement disparu, et, au fond des calices subsistant, ce qui remplace la papille d'excrétion, c'est une membrane fibreuse sans tubes perméables et qui constitue simplement la paroi interne du kyste avoisinant dont le développement a déterminé l'atrophie et la disparition de tout le segment rénal pyramidal. Les kystes sont tapissés par un épithélium en revêtement continu et en couche unique de cellules cubiques ou tout à fait aplaties, le

noyau restant toujours volumineux. Dans quelques-uns, et vraisemblablement par suite de l'altération cadavérique, l'épithélium se retrouve desquamé dans la cavité du kyste.

En aucun point, cet épithélium ne présente de tendance végé-
tative ; il n'y a nulle part accumulation de cellules en stratifications successives, nulle part de végétations à l'intérieur des
kystes, de saillies papillaires ou arborescentes ; rien qui indique une tendance proliférative quelconque ; mais bien au contraire, ces modifications des épithéliums proportionnelles au
degré des dilatations, cet aplatissement du revêtement des
kystes, d'autant plus marqué qu'ils sont plus grands, indique
manifestement que l'épithélium subit passivement la distension sans y contribuer autrement que par ses propriétés sécrétoires.

Le stroma, formé uniquement par les parois accolées des
kystes, est constitué par du tissu conjonctif, dense et fibreux
par places, plus lâche en d'autres, et dans lequel on retrouve
des tubes épithéliaux atrophiés, des glomérules aplatis et parfois fibreux. Dans les points où le tissu interkystique est un
peu plus épais, il y a des tubuli dilatés et de petits kystes semblables à ceux que nous avons décrits dans le rein droit. Il n'y
a donc pas plus de tendance de l'épithélium à végéter dans le
stroma interstitiel que dans les kystes, puisque les éléments
épithéliaux y subissent au contraire des altérations atrophiques
et régressives.

Vessie. — Des coupes portant sur le bas-fond, au niveau
des petits kystes précédemment signalés, montrent que ceux-ci
sont formés par la dilatation de follicules glandulaires. On
trouve, en effet, dans le chorion de la muqueuse et dans la
couche celluleuse sous-jacente un groupe de culs-de-sac glandulaires dont deux, non dilatés, sont tapissés par un épithélium cylindrique assez haut, avec noyau ovoïde basal, et à côté,
en connexion avec eux, une dilatation kystique de deux millimètres de diamètre qui soulève la couche superficielle de la
muqueuse pour faire une légère saillie dans la cavité vésicale,

et qui est tapissée par un revêtement épithélial de cellules aplaties, plus larges que hautes.

Dans le voisinage, on retrouve quelques dilatations plus petites et tapissées par un épithélium cubique. La muqueuse vésicale est pourvue de son épithélium stratifié normal, seulement un peu aminci au niveau de la partie saillante des kystes. Le chorion de la muqueuse présente de place en place une assez notable infiltration de cellules migratrices, traces de la cystite observée dans les derniers jours.

Foie. — A première inspection, le foie paraît aussi sain au microscope qu'il l'était à l'examen à l'œil nu ; la trabéculation est parfaite, les cellules bien dessinées et bien colorées ; il n'y a pas de trace de cirrhose. Cependant on remarque que les conduits biliaires des espaces portes sont plus nettement apparents que de coutume ; quelques-uns même sont manifestement dilatés, et, l'attention attirée de ce côté, en cherchant, on en trouve de plus larges, atteignant les dimensions des vaisseaux portes compris dans le même espace. Ce ne sont toutefois pas des kystes ; leur forme n'est pas arrondie régulièrement, mais plus ou moins anguleuse ou aplatie, comme le sont les coupes de vaisseaux, et du reste on peut en nombre de points constater leur connexion et leur continuation avec un vaisseau biliaire de dimensions normales. Ce sont des dilatations partielles des conduits. A leur niveau, l'épithélium hautement cylindrique des canaux biliaires tend à s'aplatir et se montre cylindrique bas et même cubique. Enfin, dans un seul point, sur toutes les coupes que nous avons examinées, on trouvait, non plus une dilatation unique d'un conduit, mais un groupe de vaisseaux biliaires dilatés, remplissant un espace porte et dessinant une figure aréolaire dont les alvéoles sont tapissés d'un épithélium bas cubique ou même plat, et dont la trame est formée de tissu conjonctif dense en continuité avec le tissu conjonctif de l'espace porte ; en somme, un petit angiome biliaire formé de la dilatation de tubes ramifiés et contournés se continuant du reste, manifestement, avec les conduits biliaires de l'espace porte.

Pour le reste, le foie est absolument normal.

Estomac. — Lésions de gastrite chronique avec modification des épithéliums glandulaires qui tendent à revêtir le type cylindrique coloré uniforme, raréfaction du nombre des glandes, épaississement de la trame conjonctive interglandulaire et infiltration diffuse des cellules migratrices.

Cœur. — Les coupes portant sur la paroi du ventricule gauche à sa région moyenne montrent une sclérose diffuse sans altération concomitante des fibres musculaires.

Rate. — Aucune lésion appréciable histologiquement.

OBSERVATION II

Lejars. *Thèse* Paris, 1888 (obs. 14.)

Femme de 53 ans qui avait eu à 23 ans une affection fébrile accompagnée d'une période d'anurie ayant duré quelques jours. Depuis cette époque, il lui était arrivé quelquefois de rester un jour ou deux sans pouvoir uriner, et, de temps en temps, son urine contenait quelques graviers.

Un jour elle fut prise, sans cause appréciable, de nausées et de vomissements bilieux, et son ventre devint très douloureux. Anurie complète. — On pense d'abord à une hernie étranglée ; cette hypothèse écartée, on pratique le cathétérisme de la vessie sans parvenir à retirer une seule goutte d'urine. Pas d'œdème : douleur vive à la palpation bimanuelle dans la région lombaire droite et dans la fosse iliaque gauche, l'anurie persiste ; la température, après s'être élevée, descend jusqu'à l'hypothermie. Les bruits du cœur sont faibles et un peu obscurs. Plus tard, épistaxis ; léger œdème malléolaire ; diarrhée abondante. L'intelligence est conservée.

On pense à une obstruction bilatérale des uretères par calcul ; mais Verneuil croit plus probable l'hypothèse d'une dégénérescence kystique des deux reins. Brissaud est de cet avis. Mort avec hypothermie et cyanose. L'autopsie confirme le diagnostic de Verneuil.

Observation III

Duguet in *thèse* Lejars.

Femme de 52 ans, qui, à la suite d'émotions était tombée dans un état de profonde hypochondrie ; grande faiblesse générale. Palpitations sans lésion cardiaque appréciable. Phénomènes dyspeptiques. Pas d'albumine dans l'urine. La malade ne se plaint d'aucune douleur abdominale, mais en palpant le ventre, Duguet trouve, dans chaque flanc, une grosse tumeur indolente, bosselée, de consistance dure et élastique, qui s'étend depuis les fausses côtes jusqu'à la crête iliaque. A cause de la présence de ces tumeurs et en raison de leurs caractères physiques, on diagnostiqua une dégénérescence kystique des reins.

La maladie dura environ 3 ans avec les même symptômes ; l'urine ne contenait toujours rien d'anormal, sauf une fois où on trouva un peu d'albumine. Un jour à l'improviste la patiente fut prise d'accidents urémiques : vomissements, diarrhée, fortes douleurs abdominales, oligurie, puis anémie. La mort survint dix jours après, dans le coma.

A l'autopsie, dégénérescence kystique des deux reins, hypertrophie du cœur.

Observation IV

(Landau in *Thèse* Lindegger, Paris, 1896).

Femme de 43 ans, n'ayant présenté aucun trouble du côté de l'appareil urinaire jusqu'à son mariage, sauf au moment de l'établissement de ses règles où elle avait eu un œdème intermittent des extrémités inférieures et des paupières. Trois grossesses : la première, deux jumeaux morts au bout de quelques jours ; les deux autres enfants bien portants. Depuis quelque temps, se plaint de céphalalgie et de gonflement de l'abdomen (symptômes qui s'accentuent au moment des règles). Puis, à ces signes se joignent de violentes douleurs dans l'hypochon-dre gauche avec irradiations dans la cuisse. La malade mai-grit, perd l'appétit et est forcée de s'aliter. En se palpant, elle sent dans le côté gauche du ventre une tuméfaction dure qui l'inquiète et elle se décide à entrer à l'hôpital dans le service de Landau.

Là, on constate dans l'hypochondre gauche, entre la ligne médiane et la ligne mamillaire gauche, une tumeur plus grosse que le poing, à surface bosselée, et à consistance ferme, sans fluctuation manifeste. La percussion donne un son tympani-que, car la tumeur est recouverte par les intestins.

Du côté droit, on trouve une tumeur analogue légèrement distendue, mais à peine plus volumineuse qu'un rein normal.

On pense à un kyste hydatique du rein gauche et on prati-que une ponction qui ramène un liquide contenant de l'albu-mine. La présence d'albumine dans le liquide et la forme bos-selée de la tumeur font abandonner le premier diagnostic, et Landau reconnaît un rein polykystique.

L'urine est abondante (1500 à 2000 gr. par 24 heures), acide et elle contient de l'albumine. Les douleurs augmentent, ainsi que le gonflement de l'abdomen. Landau pratique la néphrec-tomie du rein gauche, qui est bien en effet atteint de dégéné-rescence kystique. Une demi-heure après l'opération, dyspnée et syncope, contractions tétaniques, convulsions avec écume à la bouche, etc...; mais sous l'influence d'injections sous-cutanées d'éther, la malade se rétablit, ne présentant plus que quelques vomissements. La quantité d'urine, très faible pen-dant les 24 premières heures (60 cc.) augmente peu à peu les jours suivants, et au bout de 8 jours, elle était de 1500 gram-mes. Elle ne contenait ni sang ni sucre, mais était toujours albumineuse, ce qui inspira à Landau des réserves en ce qui concernait l'état du rein droit.

La malade quitta le service un mois après l'opération ; revue deux ans après par Landau, elle présentait dans l'hypocondre droit une tumeur qui s'était développée peu à peu : tumeur mobile, sphérique, de consistance ferme, et bosselée, atteignant le volume d'une tête de fœtus. La santé est cependant bonne ; la quantité d'urine à peu près normale, mais elle contient de l'albumine, des cylindres hyalins et quelques globules de pus.

OBSERVATION V

Nauwerk et Hufschmid.
Ziegler's Beitrage. Bd. 12. 1892.

Homme de 53 ans, qui présentait depuis environ 6 mois des troubles gastriques : anorexie, vomissements alimentaires et muqueux. On trouve des signes de néphrite : léger œdème malléolaire ; les urines sont abondantes, de densité faible et contiennent de l'albumine. Rien à noter du côté du cœur.

De plus, dans les deux flancs on sentait une tumeur qui, à gauche, était un peu douloureuse. Ces tumeurs occupaient toute la région rénale et l'hypochondre : au milieu, elles arrivaient presque à se rejoindre, en bas elles atteignaient l'ombilic. Elles étaient bosselées, non fluctuantes, molles en certains points et dures en d'autres. En distendant l'intestin par insufflation on sentit que le côlon passait devant la tumeur de gauche. Des ponctions répétées pratiquées dans l'une des tumeurs donnèrent un liquide limpide, jaune clair, légèrement acide, contenant de l'albumine.

Dans le sédiment, on trouva des corps colloïdes avec des stries concentriques et rayonnées, vraisemblablement identiques à ceux qu'on trouva post mortem dans les kystes. Le volume et la consistance de la tumeur ne varièrent point après la ponction. Le foie était un peu gros, Lichtheim diagnostiqua un rein polykystique ; cependant les vomissements continuèrent espacés et abondants de sorte qu'on les attribua à la compression de l'intestin par la tumeur, on pratiqua alors la gastroentérostomie. Mort à la suite de l'opération.

A l'autopsie on trouva deux reins polykystiques volumineux, un foie polykystique et enfin un cancer de l'estomac qui était la cause des troubles gastriques.

OBSERVATION VI

Höhne. *Deutsch. med. Woch.*, 19 novembre 1896.

Femme de 49 ans qui souffrait depuis trois ans de douleurs abdominales, de troubles digestifs, de faiblesse et de malaise général.

On constata dans la région lombaire gauche une tumeur dure, immobile, grosse comme une pomme, qu'on pensa être le rein gauche. Cette tumeur était bosselée et non mobilisée par les mouvements respiratoires. Du côté droit, on trouva une tumeur analogue.

Les urines étaient abondantes, claires, de faible densité, et contenaient de l'albumine. Quelques symptômes d'urémie à forme mentale (apathie, perte de mémoire, mélancolie). Une ponction pratiquée dans la tumeur du côté gauche donna 4 cent. cubes d'un liquide trouble, bien foncé, alcalin, contenant de l'albumine et des corpuscules à striations rayonnées et concentriques qui furent retrouvés *post mortem* dans les kystes.

Une ponction dans la tumeur du côté droit donna un liquide jaune clair dans lequel on trouva seulement des cellules épithéliales.

On fit le diagnostic de rein polykystique à cause des résultats de la ponction, de la surface bosselée des tumeurs et parce qu'on avait déjà enlevé, chirurgicalement, un rein polykystique à la fille de la malade.

La mort survint peu de temps après sous la narcose chloroformique pratiquée pour extraire une dent. L'autopsie montra une dégénérescence kystique bilatérale des reins.

Observation VII

Ferron, *Journal de médecine de Bordeaux*, 1894, p. 230.

Homme de 35 ans, soldat, qui, depuis un mois, se plaignait d'inappétence, de nausées, de vomissements, de faiblesse générale et d'une sensation de pesanteur dans le côté gauche de l'abdomen. Cette douleur durait depuis environ dix ans et était survenue. au dire du malade, à la suite de fatigues de cheval. On diagnostiqua un rein mobile, et le malade, ayant cessé de monter à cheval, se sentit amélioré.

A l'exploration de l'abdomen, on trouve du tympanisme et une légère ascite ; à gauche, une tumeur bosselée, non fluctuante, s'étend depuis les fausses côtes jusqu'à la fosse iliaque ; sa limite supérieure n'est pas nette. Dans sa région moyenne, elle est cachée par une zone de sonorité qui correspond au colon transverse, lequel a conservé sa mobilité. A la palpation bimanuelle, elle donne la sensation d'une pelote. Elle est indolore et ne suit pas les mouvements respiratoires.

A droite, existe une tumeur moins volumineuse, immobile, un peu douloureuse à la pression et indépendante du foie, qui est lui-même un peu augmenté de volume. Cœur hypertrophié, bruits sourds. Urine pâle, abondante, contenant beaucoup d'albumine.

On vida, par l'appareil Potain, trois kystes qui donnèrent 15 à 20 grammes de liquide couleur café. Diagnostic : rein polykystique. La mort étant survenue peu de temps après, il fut confirmé par l'autopsie.

Observation VIII

Newmann, *Glasgow med. Journal*, avril 1889.

Homme de 46 ans, qui souffrait de dyspepsie, de céphalée, de douleurs dans la région rénale prédominant du côté droit, et enfin d'hématuries. Onze mois après l'apparition de ces premiers phénomènes douloureux, il eut aussi des douleurs du côté gauche, et remarqua que son urine était légèrement teintée de sang.

Cette urine contenait une grande quantité d'albumine ; le ventricule gauche était hypertrophié et la tension artérielle augmentée. Dans les deux régions rénales existaient des tumeurs très nettes.

On pensa à une tumeur maligne du rein, mais on écarta cette hypothèse, à cause de la bilatéralité des tumeurs et parce que la quantité d'albumine était beaucoup plus élevée que celle qui eût tenu à la présence du sang seul. Le cathétérisme des urètères montra que le sang venait seulement du rein gauche. On fit le diagnostic de rein polykystique, qui fut vérifié par l'autopsie.

Observation IX

Drummond, Northumberland and Durham Med. Soc.
(*Lancet*, 19 octobre 1895.)

Malade atteint de symptômes d'urémie gastro-intestinale (vomissements, diarrhée) et de signes de néphrite chronique (albuminurie). En même temps, on trouve dans les flancs deux tumeurs symétriques peu douloureuses, bosselées, que le malade dit avoir remarquées depuis plusieurs années. Diagnostic : rein polykystique confirmé par l'autopsie.

Observation X

Kernig, Saint-Petersburg, *Med. Woch*, 1895, p. 327.

Concerne une femme qui souffrait d'urémie chronique à forme gastro-intestinale, et qui présentait, dans la région rénale, deux tumeurs symétriques bosselées, non douloureuses ; albuminurie.

Diagnostic : rein polykystique confirmé par l'autopsie.

Observation XI

Duplay, *Gazette des hôpitaux*, 1897.

Femme de 48 ans. Vient à l'hôpital à cause de migraines et de crises gastriques avec vomissements, dont elle souffre depuis plusieurs années. Déjà, à 16 ans, à l'occasion d'un effort, elle a eu une brusque douleur dans le flanc droit, avec sensation de « décrochement » ; à la suite, il lui était resté des douleurs lombaires et abdominales qui avaient disparu en deux ans par le port d'une ceinture. Des varices apparurent du côté droit, puis du côté gauche. Il y a six ans, douleurs lombaires sous forme de crises. On diagnostique un rein mobile. Il y a un mois, nouvelles douleurs à la suite d'un effort.

Actuellement, tumeur dure, volumineuse, lobée, grosse comme une tête de fœtus, à droite. Séparée du foie en haut, arrivant presque jusqu'à la fosse iliaque en bas. Légère mobilité, ballottement, ne suit pas les mouvements respiratoires. A l'examen, sous le chloroforme, le rein gauche apparaît analogue, quoique moins volumineux. Polyurie et albuminurie.

Duplay diagnostique un rein polykystique. Pas d'autopsie.

II

CAS NON DIAGNOSTIQUÉS PENDANT LA VIE

Observation XII

Vitrac, *Journal de médecine de Bordeaux*, 15 déc. 1895.

Femme de 40 ans, entrée dans le service de Lannelongue avec tous les signes d'une ectopie rénale double. Le début des accidents remontait à six ans environ. Le rein gauche était peu déplacé, peu réductible, peu augmenté de volume. Le rein droit était gros comme les deux poings, allant jusqu'à la ligne médiane et descendant plus bas que l'ombilic ; imparfaitement réductible dans la fosse rénale, à cause de son volume, sans doute. On sentait, à la surface, des bosselures parfois saillantes, parfois peu accusées ; dans le premier cas, la tumeur paraissait plus dure, plus volumineuse et plus difficilement réductible. Cet accroissement coïncidait avec une diminution de la quantité des urines ; puis, une crise polyurique survenant, tout rentrait dans l'ordre. L'urine contenait 1 gramme d'albumine et 14 grammes d'urée par litre. On diagnostique une hydronéphrose coïncidant avec l'ectopie rénale et due à la courbure de l'uretère. La néphropexie est décidée. L'opération montre que le rein est polykystique. On décide alors d'enlever la tumeur. A la suite de l'opération, peu de changements du côté des urines, ce qui donne à penser que le rein droit peut suppléer le rein polykystique. Au bout de huit jours après l'opération, l'état général était bon : mais la malade n'a pas été suivie.

Observation XIII

(*Ibidem.*)

Femme de 29 ans, présentant à gauche une tumeur dure, non mobile, et douloureuse ; état général grave depuis un mois. Début de la maladie il y a un an, par des crises douloureuses avec hématuries ; les douleurs seules avaient persisté : albumine, mais pas d'autres signes de mal de Bright. Diagnostic : tumeur du rein.

On trouva, à l'opération, un rein polykystique avec phlegmon périnéphrétique et suppuration de presque tous les kystes. Néphrectomie ; suites opératoires bonnes ; dépuration urinaire suffisante. Après trois mois, état général parfait ; pas d'albumine.

Observation XIV

Bristowe, *Société pathologique de Londres*, 1856.

Homme de 53 ans, pris depuis six semaines d'une douleur vive à l'épigastre (qu'on attribua à une pleurésie) et d'une hématurie intense. L'urine donne un abondant dépôt jaune. Le malade, très affaissé et affaibli, meurt deux jours après son admission à l'hôpital. A l'autopsie, dégénérescence kystique du foie et des deux reins transformés en une multitude de kystes.

Observation XV

Lancereaux, *Société anatomique*, 1864.

Homme de 43 ans, qui était entré à trois reprises à l'Hôtel-Dieu, pour des phénomènes urémiques. Somnolence, dyspepsie, vomissements ; mort dans le coma.

On trouve le foie parsemé de cavités kystiques. Les reins volumineux (24 et 23 cent. de long) ont l'aspect de grappes de raisin. Les kystes contiennent des cellules granuleuses, de l'hématéine, de la cholestérine. Ils sont séparés par une trame fibreuse dans laquelle il est difficile de retrouver les canicules urinifères ; les uretères sont diminués de volume. La vessie est dilatée.

Observation XVI

Caresme, *Soc. Anat.*, 1885.

Femme de 63 ans, tuberculeuse au troisième degré, avec fièvre, diarrhée, etc. A la palpation de l'abdomen, on trouve, dans le flanc droit, une tuméfaction profonde, circonscrite, s'étendant depuis les fausses côtes jusqu'à la fosse iliaque ; en haut, elle semble se continuer avec le foie ; en dedans, elle

paraît arriver presque jusqu'à la ligne médiane. Elle est régu-
lière et sans bosselures. La sonorité est normale à son niveau.

La malade dit porter cette tumeur depuis huit à dix ans ; elle
n'en souffrait pas sauf depuis quelque temps où elle éprouve de
la douleur dans le flanc droit, douleur augmentée par la pression, les efforts de toux et la respiration. On ne constate aucune
tumeur du côté gauche. Rien du côté des urines.

La malade meurt du progrès de sa phtisie, sans symptômes
d'urémie, ni sans rien de particulier du côté de sa tumeur.

A l'autopsie, dégénérescence kystique des deux reins et du
foie

Observation XVII

Michalowicz. *Thèse*, Paris, 1876.

Femme de 45 ans, ayant eu, il y a quelques années, des douleurs dans la région lombaire et des hématuries. On trouve,
dans le flanc droit une tumeur globuleuse, arrondie, facile à
délimiter, remontant jusqu'au foie et descendant jusqu'à 2 centimètres au-dessus de l'épine iliaque. Fièvre, empâtement dans
la région lombaire : on pense à un abcès périnéphrétique. Les
urines sont rouges, chargées, sans albumine ni gravier. Bientôt, troubles digestifs, vomissements, diarrhée glaireuse,
céphalalgie empêchant tout sommeil. Puis la malade tombe
dans le coma avec hémiplégie gauche. Elle revient à elle, mais
l'hémiplégie persiste, et, quelques jours après, elle retombe
dans le coma et meurt.

A l'autopsie, hémorrhagie cérébrale. Dégénérescence kystique des deux reins sans suppuration. Le liquide des kystes
contenait de l'albumine et de l'urée. Le foie présentait de petits
kystes superficiels. Hypertrophie du cœur gauche.

Observation XVIII

Courbis. *Thèse*, Paris, 1887.

Homme de 62 ans, ayant eu, paraît-il, de l'ascite il y a 20 ans déjà et ayant, depuis 4 ans, une tuméfaction dans le flanc droit, qui s'est accompagnée d'un épanchement ascitique assez abondant. Après évacuation de l'ascite, on peut explorer la tumeur, et on constate qu'elle envahit la presque totalité de l'abdomen sauf à gauche, que sa surface est bosselée et présente des nodosités fluctuantes ne semblant pas communiquer entre elles. Une ponction faite au niveau du foie ramène un liquide citrin ne contenant pas d'hydatides. L'état général est relativement bon : on élimine le diagnostic de cancer du rein.

Autopsie : Foie complètement kystique, pesant 8 kilogs. Entre les kystes. le tissu hépatique présente de la dégénérescence graisseuse, sans nodosité. Rein polykystique.

Examen histologique. Cirrhose du foie avec dégénérescence graisseuse et grande abondance de néo-canalicules biliaires ; quelques-uns de ces canalicules sont dilatés, formant des cavités elliptiques tapissées par un épithélium pavimenteux (néocanalicules ayant subi la dégénérescence kystique).

Reins. Autour des kystes, on trouve une sclérose assez intense, mais qui ne semble pas être la lésion initiale.

Observation XIX

Lataste. *Société anatomique*, 1877.

Femme de 45 ans. Entre à l'hôpital pour vomissements et douleur à l'épigastre, oligurie (400 gr.), albuminurie. Rien de particulier à l'examen de l'abdomen. Bientôt délire, agitation, troubles de la vue. Puis dyspnée, hématuries (sang presque pur), léger œdème malléolaire. Elle meurt dans le coma avec anurie.

Autopsie : foie rempli de petits kystes lenticulaires et cloisonnés contenant un liquide séreux. Rein polykystique d'aspect aréolaire. Dans le bassinet du rein droit, caillot sanguin expliquant l'hématurie. Hypertrophie du ventricule gauche.

Observation XX

Brigidi et Severi. *Lo sperimentale*, 1880.

Homme de 50 ans. Après avoir eu la fièvre typhoïde, à 40 ans, il lui reste une douleur profonde dans les flancs et dans la région hépatique. Mort de pneumonie. Rien de particulier dans la symptomatologie de cette affection terminale.

Dégénérescence kystique du foie et des reins avec tous les caractères classiques.

Observation XXI

Juhel-Renoy. *Revue de médecine.* 1881.

Femme de 57 ans, atteinte d'anasarque avec dyspnée intense, double épanchement pleural, œdème des membres supérieurs, rien au cœur, urines rares et très albumineuses.

Diagnostic : Mal de Bright avec pleurésie double. Mort en quelques jours par les progrès de l'anasarque et de la dyspnée. Le foie est parsemé de kystes de la grosseur d'une noisette à celle d'une orange, contenant un liquide incolore, très riche en albumine. De plus, petits kystes en miniature semblables à des bulles d'air. Les kystes sont moins nombreux dans le parenchyme. Reins polykystiques complètement détruits.

Histologie : Néoformation conjonctive surtout prédominante au niveau des espaces portes. Dilatation des canalicules biliaires et néoformation de canalicules. Les canaux déboîtés ont un épithélium cubique et sont entourés de tissu fibreux. Les kystes viennent évidemment des canalicules biliaires. Dans le rein, néphrite interstitielle avec dilatations des tubuli contorti. Siège probable des kystes.

Observation XXII

Babinski. *Soc. Anat.*, 1882.

Femme de 56 ans, entrée pour des phénomènes urémiques et des douleurs abdominales ; on sent dans la fosse iliaque gauche une masse volumineuse et bosselée ; albuminurie abondante, Mort en quelques jours dans le coma. Reins polykystiques. Foie parsemé de kystes à contenu séreux ou puriforme.

Examen histologique. Foie : peu de cirrhose ; conduits biliaires dilatés ; kystes en formation tapissés par un épithélium cubique. Rein ; néphrite interstitielle et kystes tapissés par un épithélium cubique (semblant de provenance tubulaire).

Observation XXIII

Sabourin. *Arch. de physiologie*, 1882.

Femme de 40 ans, ramassée sur la voie publique. Ses urines contiennent de l'albumine. Mort dans le coma.

Le foie est parsemé de nombreux kystes entre lesquels son parenchyme semble normal. Les kystes atteignent le volume d'une orange. Le liquide contient des cellules épithéliales, des globules rouges, des pigments biliaires, de l'albumine. Reins polykystiques.

Histologiquement : angiomes biliaires faisant la transition entre les canalicules biliaires dilatés et les kystes. Cirrhose accentuée. Du côté du rein, néphrite interstitielle avancée que Sabourin considère comme l'origine des kystes.

Observation XXIV

Chotinsky. *Thèse Berne*, 1882.

Femme de 54 ans, qui présentait de l'albuminurie et deux tumeurs dans la région rénale. Meurt dans le collapsus à la suite d'une désarticulation de l'épaule pour ostéosarcome. Rein et foie polykystiques. Histologiquement les tubes contournés sont dilatés ; de plus, quelques glomérules sont augmentés de volume. Dans le foie, on peut voir la transition entre les canalicules biliaires plus ou moins dilatés et les kystes.

Observation XXV

Wagner. *Deutsch Zeitschrift. f. Chirurgie*, 1886.

Femme de 41 ans ayant présenté des phénomènes de néphrite chronique et ayant fait une fièvre typhoïde qui provoqua un avortement de six mois.

Foie et reins polykystiques : Lésions histologiques de néphrite aiguë surajoutées à la dégénérescence kystique. Kystes en voie de formation.

Observation XXVI

Hommey. *Th.*, 1887.

Homme de 46 ans, présentant des signes de tuberculose pulmonaire avec hématuries et pigmentation de la peau analogue à celle de la maladie d'Addison. Autopsie : Reins polykystiques présentant de plus des kystes en nombre considérable sur la muqueuse des calices et du bassinet, rappelant une éruption de pustules de variole. Sclérose du rein et kystes séreux et muqueux.

OBSERVATION XXVII

Touche. *Soc. anat.*, mars 1891

Homme de 73 ans mort de pneumonie, sans aucun symptôme urémique (urine normale, sans albumine, ni délire, ni convulsion, ni dyspnée, ni troubles gastro-intestinaux). Reins polykystiques à l'autopsie.

OBSERVATION XXVIII

Noel. *Soc. anat.*, mars 1892

Homme de 58 ans entre avec des symptómes du mal de Bright. Urines abondantes (3 litres) contenant de l'albumine — jamais d'hématurie — mort par hémorragie cérébrale. Reins polykystiques avec parenchyme paraissant sclérosé. Foie normal.

OBSERVATION XXIX

Lamy. *Soc. anat.*, mai 1890.

Femme de 69 ans, entrée dans le coma, avec œdème et hypothermie, anurie absolue. Il y a 20 ans, elle aurait souffert de l'abdomen qui avait grossi et on lui aurait fait une ponction à la suite de laquelle le ventre serait resté gros et le médecin aurait déclaré que le liquide « était dans des poches ». Depuis cette époque elle a eu des douleurs lombaires et de l'œdème des jambes ; polyurie, pas d'hématuries.

Autopsie : Reins polykystiques, foie normal, hypertrophie du cœur.

Observation XXX

Nicolle. *Soc. anat.*, février 1889

Femme de 76 ans, entrée dans le coma avec phénomènes apo-
plectiformes et hémiplégie gauche. Autopsie : œdème cérébral
et petites lacunes bilatérales dans les noyaux lenticulaires. Foie
et reins polykystiques. Urines recueillies *post mortem* sont albumineuses. L'auteur fait remarquer que le coma et l'hémiplégie
doivent ici être rapportés à l'urémie et non aux lésions céré-
brales qui sont anciennes.

Observation XXXI

Demantké. *Soc. anat.*, mai 1893.

Femme de 51 ans apportée à l'hôpital dans le coma urémique
avec anurie, mort en deux jours. Dégénérescence kystique des
deux reins (1820 gr., 820 gr.). Dégénérescence kystique du foie.
Histologiquement peu ou pas de cirrhose : mais présence de
canalicules biliaires ; kystes formés par la dilatation des canaux
biliaires et tapissés d'un épithélium cubique. La transition en
tre les néo-canalicules et les kystes n'a pu être démontrée.

Observation XXXII

Michel. *Soc. anat.*, janvier 1893.

Homme de 59 ans présentant depuis un an des vomissements
et de l'œdème. Aspect brightique : œdèmes de la face, des jambes, ascite. Hypertrophie du cœur et bruit de galop. Dyspnée
sans signes physiques avec crises et exacerbations. Urines rares, très albumineuses (15 gr. par litre). Bientôt phénomènes
d'urémie gastro-intestinale, puis coma et mort.

Reins polykystiques. Hypertrophie du ventricule gauche. Foie normal.

Observation XXXIII

Bouchacourt. *Soc. anat.*, juillet 1893.

Femme de 48 ans, entre avec dyspnée *sine materia*, langue sèche, dilatation des pupilles, délire tranquille, œdème maléolaire, hypothermie, anurie. Mort dans le coma. Foie et reins polykystiques.

Observation XXXIV

Orrillard, *Soc. anat.* mars 1894.

Homme de 43 ans, entre pour douleurs rénales durant depuis plus de 3 mois. Les urines sont purulentes. Tumeur fluctuante dans la région lombaire gauche. Vomissements, hypertrophie du cœur, albuminurie. On porte le diagnostic de phlegmon périnéphrétique, on opère, et on trouve en effet un vaste abcès qu'on incise. Mais, le surlendemain, le malade meurt avec des phénomènes d'urémie gastro-intestinale. Autopsie : reins polykystiques ; lithiase rénale et pyonéphrose du côté gauche, volumineux calcul uretéral. Hypertrophie du cœur. Rien au foie.

Observation XXXV

Demanké, *Soc. anat.*, juillet 1894,

Femme de 75 ans, tuberculeuse, présentant des troubles gastriques ; on a jadis fait le diagnostic de rein mobile. Palpation douloureuse dans la fosse iliaque droite. Dilatation des veines sous-cutanées abdominales. Urines peu abondantes, pollakiurie, pas d'albumine. Mort par hématèmèse.

Reins polykystiques, hypertrophie du cœur, deux kystes à la surface du foie, ulcère de l'estomac, tuberculose pulmonaire.

Histologiquement, les kystes étaient tapissés d'un épithélium cubique ou bas. Tissu rénal relativement normal autour des hystes. Glomérules normaux.

Observation XXXVI

Claude, *Soc. anat.*, 1896 (février).

Femme de 70 ans, entrée à l'hôpital pour phénomènes urémiques, dyspnée, œdèmes des jambes, agitation, myosis, forte albuminurie, pas de fièvre. De plus douleurs dans les reins. Mort en deux jours avec dyspnée intense et délire violent.

Foie gros (2 kil. 400) parsemé de kystes atteignant la taille d'une mandarine et siégeant surtout à la superficie. Liquide jaune clair, séreux, sans pigments biliaires et renfermant de l'albumine ; ne contenant pas d'éléments épithéliaux. Entourés d'une paroi fibreuse épaisse.

Reins volumineux (870, 450 gr.). Remplis entièrement de kystes, sauf le droit, qui présente un peu de parenchyme normal près du hile ; le liquide est brunâtre ou brun foncé. Pas de kystes dans les autres organes. Hypertrophie du cœur.

Histologie. — Foie. — Peu ou pas de cirrhose ; dilatation générale des vaisseaux portes ; parois des artères épaissies ; canaux biliaires augmentés de nombre et très dilatés, les uns avec épithélium sain, les autres, plus dilatés avec épithélium cubique. Grands kystes tapissés par un épithélium plat.

Rein. — Pas de slérose glomérulaire, sauf autour des kystes. Ceux-ci sont tapissés par un épithélium plat. Endartérite et épaississement des parois vasculaires.

L'auteur en fait un néoplasme à évolution très lente et très bénigne dont le développement serait en rapport avec un état dystrophique des organes créé par une angio-sclérose très prononcée.

Observation XXXVII

Bensaude, *Soc. anat.*, février 1896.

Malade ayant présenté tous les symptômes du mal de Bright ; pâleur, anasarque, infiltration des séreuses, polyurie, pollakiurie et albuminurie, intolérance gastrique et bruit de galop. Mort par pneumonie. Dégénérescence kystique totale des deux reins ; hypertropie du ventricule gauche. Pas de kystes dans le foie et l'uretère. L'auteur fait remarquer l'absence de douleur lombaire et d'hématurie, et l'existence d'une légère polyurie ayant persisté jusqu'à la veille de la mort malgré une destruction presque totale du parenchyme rénal.

Observation XXXVIII

Bureau, *Soc. anat.*, décembre 1897.

Femme morte dans le coma urémique. Le rein gauche est représenté par quatre kystes assez gros réunis autour de ce qui devait être le bassinet. Uretère oblitéré. L'autre rein est par semé de kystes dans sa région corticale.

Observation XXXIX

Tuffier et Dumont. *Soc. anat.*, janvier 1398.

Femme de 30 ans, ayant eu, il y a 7 ans. crises douloureuses dans le flanc droit, puis dans le flanc gauche ; on sentit dès le début, une tumeur à gauche. Les douleurs continuent, et augmentent par la station debout. Pas d'hématuries. Rémission remarquable des accidents pendant une grossesse, d'ailleurs menée à terme. Puis les crises douloureuses continuent. A son entrée à l'hôpital, on observe deux tumeurs bosselées dans les régions rénales, celle de gauche plus volumineuse et un peu mobile. On pense à un rein mobile avec hydronéphrose.

Laparotomie : le rein gauche est trouvé polykystique, mais, comme l'autre rein paraît sain, on pratique tout de même la néphrectomie. La malade était bien portante deux mois après l'opération.

Observation XL

Ferrand. *Soc. anat.*, mai 1898.

Femme de 48 ans, ayant présenté deux tumeurs volumineuses, bosselées, dans les régions rénales. Pas de sucre ni d'albumine, Poussée péritonitique. On pense un moment à un kyste de l'ovaire, mais la malade se refuse à l'opération. Mort avec métrorragies.

Reins polykystiques, foie parsemé de petits kystes. Fibrome de l'utérus.

L'examen histologique montre que les glomérules sont conservés et qu'il reste assez de tissu rénal pour expliquer l'absence des accidents urinaires.

Observation XLI

Tolot, *Soc. des sciences méd. de Lyon*, mars 1902.

La malade se plaignait seulement de douleurs lombaires et aurait été sujette aux vomissements ; légère polyurie ; quant aux hématuries, elles auraient été constatées seulement dans la quinzaine de jours antérieure. A l'autopsie, pneumonie suppurée de la base droite ; cœur gros mais normal. Rien à l'aorte. Le foie est très augmenté de volume. A sa surface et sur les coupes existent un grand nombre de kystes de la grosseur d'une noisette et d'un pois, à parois lisses et remplis d'un liquide citrin. Les kystes ne sont pas saillants à la surface ; ils apparaissent sous forme de petites taches grises fermées par une enveloppe fine qui se laisse déprimer. Ils ont l'aspect des petits kystes du rein dans la néphrite interstitielle. Les reins sont très gros ; sur les coupes, toute trace de constitution normale des reins a disparu, remplacée par des kystes multiples de grandeur variable, séparés les uns des autres par des parois qui, à l'œil nu, paraissent uniquement fibreuses. Ces kystes ont la grosseur d'une noix, d'un pois, d'un grain de millet.

CONCLUSIONS

1° La dégénérescence kystique des reins est une affection relativement rare, qui, en dehors de cas congénitaux, a été rencontrée surtout de 40 à 60 ans, et qui coexiste souvent avec une dégénérescence analogue du foie, fréquemment visible à l'œil nu, et presque toujours décelable par le microscope.

2° La symptomatologie de l'affection est essentiellement constituée par des signes de néphrite chronique : polyurie, albuminurie, œdèmes, hypertrophie du cœur, auxquels il faut ajouter des douleurs lombaires et quelquefois des hématuries, et enfin la présence de deux tumeurs bosselées dans les régions lombaires.

3° La maladie se termine presque toujours par l'urémie, qui affecte de préférence la forme gastro-intestinale. Quelquefois, la mort est due à une maladie intercurrente : l'affection peut donc être longtemps compatible avec la vie.

4° Le diagnostic en est difficile : il s'appuiera sur la coexistence des signes de néphrite avec les tumeurs. Il devra, pour être absolument affirmé, être controlé par la ponction.

5° L'histologie montre que, le plus souvent, ce sont les tubes contournés qui subissent la dilatation kystique, en même temps que leur épithélium se simplifie ; les glomérules sont rarement l'origine des kystes. La sclérose est secondaire à la production kystique. Dans le foie, les kystes se forment aux dépens des canaux biliaires dont l'épithélium subit des régressions analogues ; là encore la sclérose est secondaire et manque souvent.

6° La théorie néoplasique, qui fait du rein polykystique un épithélioma : est en désaccord, avec la bénignité de la maladie, qui ne tue que parce qu'elle détruit le parenchyme rénal, et ne produit jamais de métastases ; avec la coexistence de kystes hépatiques ; avec les faits congénitaux. Il faut donc admettre que le rein polykystique de l'adulte est une malformation congénitale, probablement de nature identique à celui de fœtus.

7° Le traitement est purement médical, car la néphrectomie — et même la néphrotomie — sont généralement suivies d'urémie à bref délai.

Les cas signalés de guérison après intervention semblent devoir être rattachés à des kystes d'autre nature.

BIBLIOGRAPHIE

I. — ÉTUDES D'ENSEMBLE

Lejars. — *Thèse* de Paris 1888.

Hommey. — *Thèse* de Paris, 1887.

Virchow. — *Phys. Med. Gesellschaft*, Wurzburg, Bd. 5, 1855

Lindegger. — *Thèse* de Paris, 1896.

Bard et Lemoine. — *Arch. gén. de méd.*, 1882.

Couvelaire. — *Ann. de gynécologie et d'obstétrique*, 1900.

Aubertin. — *Société anatomique*, juin 1902.

Luzzatto. — La degeneratione cistica dei Reni, Venise, 1900

II. — CAS DIAGNOSTIQUÉS PENDANT LA VIE

Lejars. — *Thèse* (obs. 14).

Duguet. — In *thèse* Lejars.

Landau. — In *thèse* Lindegger.

Nauwerk et Hufschmid — *Zeigler's Beitrage*, 1892.

Hœhne. — *Deutsch. med. woch.*, 1896.

Ferron. — *Journ. de médecine de Bordeaux*, 1894.

Newmann. — *Glasgow med. journ.*, avril 1894.

Drummond. — *Northumberland and Durham med. soc.*,
    Lancet, 1895.

Kernig. — *St-Petersb. med. woch.* 1895.

Duplay. — *Gaz. Hôpitaux*, 1897.

Ménétrier et Aubertin. — *Soc.-méd. des Hôpitaux*, avril 1902.

III. — CAS AYANT PRÉSENTÉ LA SYMPTOMATOLOGIE D'UNE NÉPHRITE CHRONIQUE

Arnold Lea. — *The Lancet*, février 1896.

Ashby. — *Lancet*, avril 1897.

Brunon. — *Progrès médical*, 1884.

Bensaude. — *Société anatomique*, 1896.

Clark. — *Boston med. journal*, février 1881.

Clay. — *British med. journal*, janvier 1897.

Claude. — *Soc. anat.*, février 1896.

Chotinsky. — *Thèse de Berne*, 1882.

Dubar. — *Soc. anat.* 1877-1880.

De la Croix. — *St-Petersburger, med. woch.*, 1887, p. 379.

Delore. — *Lyon médical*, 1894.

Foulès et Scott Orr. — *British med. journ.*, 1877.

Finger. — *Vierteljahrschrift fur praki. Heilkunde*, 1858.

Farber. — *Museo des Osped. St-Georges and St-Bartholomew*.

Guinon. — *Soc. anat.*, 1887.

Hogg. — *Transac. of path. Society*, 1860.

Hufeland. — *Journ. prakt. Heilkunde*, 1858.

Kast. — Artzl. Verein zu Hamburg. *Deuts. med. woch.*, 1890·

Juhel Rénoy. — *Revue de médecine*, 1881.

Loveland. — *New-York med. journ.* 1889.

Leichtenstern. — *Deutsche med. woch.*, 1884, n° 51.

Lancereaux. — Atlas d'anat path., 1871 (Texte, page 355).

Legrand. — (Obs. 15 de Lejars.)

Laveran. — *Cazette hebdomadaire de méd. et chir.*, 1876,
n° 48 et 49.

Lamy. — *Soc. anat.*, 1890.

Montagne-Muray. — *Trans. of the path. soc.*, 1888, vol. 39.
    p. 157.
Michel. — *Soc. anat.*, 1893.
Mac Intire. — *Boston med. journ.*, 1894.
Noel. — *Soc. anat.* 1892.
Ozoux. — *Journ. de méd. de Bordeaux.*
Paterson. — *Brit. med. journ.*, 27 sept 1890.
Pye Smith. — *Path. soc. of. London*, 1881.
Ritchie. — *Laboratory reports* (Edinburgh) Vol. 4, (3e obs.
Rayer. — Traité des maladies des reins.
Stoer. — *Thèse*. Regensburg, 1887.
Taylor. — *London med. gaz.*, vol. 35.
Westphalen. — *St-Petersburg med. woch.*, 1892.

IV. — CAS AYANT PRÉSENTÉ DES SYMPTOMES D'URÉMIE AVEC MORT RAPIDE

Arnold. — Memorabilien aus der praxis, 1857, n° 6.
Bousseau. — *Soc. anat.*, 1860.
Buckley. — *Manchester clin. Soc. Lancet*, 1891.
Brodeur. — *Progrès médical*, 1883.
Bouillaud. — *Dict. des sc. médicales de Paris*, t. xxxi, p. 18,
    1828.
Bouchacourt. — *Soc. anat.*, 1893.
Beadles. — *Trans. of. the path. soc.*, 1894, vol. 45.
Chotinky. — Loc. cit (obs. 2).
Caresme. — *Soc. anat.*, 1866.
Chéron. — *Soc. anat.*, 1884.
Demantké. — *Soc. anat.* 1893.
Deaver. — *Philadelphia med Times.*, 1879-80.
Ewald. — *Berlin. klin. woch.*, 1892.
Eve. — *Trans. of the path. Soc.*, 1888.
Guys Hospital reports, vol. 52, 1895.
Hommey. — Loc. cit.

Jaccoud. — Clin. de la Charité, 1867.

Jessé. — *Soc. anat.*, 1854.

Lipari et Piazza-Martini. — *Sicilia Medica.*

Lancereaux. — *Soc. anat.*, 1864.

Lataste. — *Soc. anat.*, 1897.

Lejars. — *Thèse*, obs. 2.

Le Borland. — *Chicago path. soc. (New-York, med. journ.*, déc. 1887.

Loomis. — *New-York path. Soc.*, 13 déc. 1893.

Niemer. — *Deutsche med. woch.* 1898.

Pye Smith. — *Lancet*, 6 déc. 1884.

Ramoino. — *Gazz. degli osped.*, 1900.

Rayer. — Loc. cit. (cas 2 et 4.)

Sabourin. — *Arch. de physiol.*, 1882.

Tavignot. — *Soc. anat.*, 1858.

Tuttle. — *Med. Record*, 1896, II, p. 204.

Whipham. — *Trans. of the path. Soc.*, 1870.

V. — CAS AYANT PRÉSENTÉ DES SYMPTOMES DOULOUREUX ET DES HÉMATURIES

Aubry. — *Th.* Bordeaux, 1891-92.

Boyer. — Maladies chirurgicales, t. VIII, p. 478.

Bristowe. — *Trans. of the path. Soc.*, 1868.

Bond et Windle. — *Brit. med. journ.*, 1883.

Bright. — *St Guy's hosp. reports*, 1839, vol. 4.

Clarke. — *Boston med. and surg. journ.*, 1894.

Coley. — *Northumberland med. Soc. Lancet*, 1897.

Forbes. — *St-Bartholomew hosp. reports*, 1897 (7e obs·).

Goetz. — *Rev. méd. de la Suisse Romande*, 1887.

Gray. — *Trans. of the path. Soc.*, vol 6. p. 217, 1855.

Gairdner. — *Brit. med. journ*, 1880.

Haarer. — Memorabilien aus der Praxis, 1861.

Hare. — *Trans. of the path. Soc.*, 1881.

Kahlden, — *Ziègla's Beitrage*, Bd. 13, 1893.
Kinderlen. — *Jahrb. d. Hamburg.*, 1890.
Jessé. — *Soc. anat.*, 1854.
Michalowioz. — *Th. Pares.* 1876.
Newman. — *Glasgow med. journ.*, avril 1889.
Raymond Johnson. — *Lancet*, 1898.
Steiner. — *Deutsche med. woch.* 1898.
Schachmann. — *Arch. gén. de méd.*, 1885 (3 cas).
Senator. — *Nothnagel's spec path.* Wien., 1896.
Strubing. — *Deutsches arch. f. klin med.*, 1894.
Vaughan. — *Boston med. and surg. journ.*, 1894.

VI. — CAS DE REIN KYSTIQUE UNILATÉRAL OPÉRÉS

(N.-B. — Un certain nombre de ces cas ne semblent pas être
d'une façon certaine des reins polykystiques : l'examen de l'autre rein a fait défaut ou les malades n'ont pas été suivis assez
longtemps. Nous en rapportons cependant la liste telle qu'elle
a été établie par Luzzatto).

Bergmann. — *Berl. klin. Woch.*, 1885.
Bendandi. — *Bollet. Soc. med. di Bologna*, 1889.
Clarck. — *Glasgow med. journ.*, 1889.
Campbell. — *Edinburgh med. journ.*, 1874.
Dandois. — *Acad. de méd. de Belgique*, 1891.
Depage. — *Ann. des mal. des org. génito-urinaires*, 1805.
Farr. — *American journ. of med science*, 1892.
Forber. — Loc. cit.
Giordano. — *Chirurgia renale*, Turin, 1898, obs. 85, 86.
Hœhne. — Loc. cit. (cas 2).
Kronlein. — *Sem. méd.*, 1899, p. 142.
Kendal Franks. — *Lancet*, 4 avril 1891.
Jarman.— *The american gynecol. and obstetric. journ.*, 1896.
Landau. — (Obs. déjà citée.)

Lucas. — *Guy's Hosp. reports*, vol. 52, 1895.

Monod. — *Soc. de chir.*, 1889, p. 593.

Obalinski. — *Wien. med. woch.*, 1897.

Pozzi. — *Soc. chirur.*, 1091.

Ryerson Fowler. — *New-York med. journ.*, 1891.

Riegner et Rosenfeld. — *Deutsche med. woch.*, 1888.

Segond. — *France méd.*, 1889.

Stiller. — *Berl. klin. woch.*, 1892.

Thiriar. — *Revue de chir.*, 1888.

Thorn. — *Thèse*, Bonn, 1882.

Tuffier.— *Gaz. hebd. de méd. et de chir.*, 1897 (28 nov.),2 cas.

Vitrac. — *Journ. de méd. de Bordeaux*, 1895.

Weir. — *New-York med Record*, 1890.

Witte. — *Inaug. Dissert. Konigsberg*, 1896.

Orrillard. — *Soc. anat.*, 1894.

Sternbrück. — *Berl. klin. woch.*, 1897.

VII. — TROUVAILLES D'AUTOPSIE

(Les cas suivants comprennent des faits de deux ordres : dans les uns la mort a été causée par une affection intercurrente, sans aucun signe d'urémie; dans les autres la mort est survenue rapidement, sans qu'on ait fait de diagnostic : il semble bien là qu'elle soit due à l'urémie).

Bence Jones. — *Trans. of the path. Soc. of London.* 1850, p. 377.

Birch Hirschfeld. — *Anat. path.*, t. ii.

Brigidi et Severi. — *Sperimentale*, 1880.

Boquel. — *Soc. anat.*, 1891.

Biggs. — *New-York med. Record*, 1891.

Blachez. — *Soc. anat.*, 1857.

Bristowe. — *Trans. of the path. Soc. of London*, 1859.

Chantreuil. — *Soc. anat.*, 1867.

Church. — *Trans. of the path. Soc.*, 1868.

Courbis. — *Thèse*, Paris, 1877.

Chéron. — *Soc. anat.*, 1884.

Dmochowski et Janowski. — *Zigler's Beitrage*, 1894.

Delorme. — (Cité par Hommeg).

Fabrizio Ildano. — Opera, obs. 65.

Forbes. — Loc. cit. (6 cas).

Fitz. — *Boston med. journ.* Vol. 7, 1871.

Hodenpyl. — *New-York med. Record*, 1899.

Heydenreich. — *Rev. méd. de l'Est*, 1892.

Hommey. — *Thèse*, 1887. (2 cas).

Holmes Coos. — *Medical Times*, 1851.

Harris. — *St-Bartholomew hospital Reports*, 1876.

Jackson. — *Brit. med. journ.*, 1686.

— *Pathol Trans.*, 1889.

Joffroy. — *Soc. anat.*, 1868.

Kahlden. — *Zeigler's Beitrage*, 1893.

Lewin. — *Presse méd. belge*, 1888.

Laveran. — *Gaz. hebd.*, n° 48-49.

Leboucher. — *Soc. anat.*, 1869.

Laugier. — *Soc. anat.*, 1894.

Laurey. — *Soc. anat.*, 1874.

Markham. — *Trans. of the path. Soc.*, 1858.

Mollière et Paviot. — *Lyon méd.*, 1893.

Mackenzie. — *Trans. of the path. Soc.*, 1888.

Marchesini. — *Gazz. degli Ospedali*, 1892.

Merklen. — *Soc. anat.*, 1892.

Pitt. — *Trans. of the path. Loc.*, 1887.

Ritchie. — *Laboratory reports* (loc. cit.), obs. 3.

Salvioli. — Casistica di anat. patol., 1885 (obs. 3).

Sangalli. — *Congrès médical intern.*, 1894.

Sirleo. — *Policlinico*, août 1898.

Terburgh. — *Inaug. Dissert.* Freiburg.

Touche. — *Soc. anat.*, 1891.

Valude. — *Soc. anat.*, 1884.

Wagner. — *Deutsche Zeitsch. f. chir.*, 1886 (3 cas).

Warde. — *Soc. anat.*, 1895.

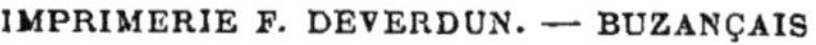